中医养生速查宝典

儿童经络按摩速查

李哲 编著

中国科学技术出版社
·北 京·

图书在版编目（CIP）数据

儿童经络按摩速查 / 李哲编著. -- 北京：中国科学技术出版社，2025. 7. -- ISBN 978-7-5236-1478-5

Ⅰ. R244.1

中国国家版本馆 CIP 数据核字第 2025UH2137 号

策划编辑 韩 翔 于 雷
责任编辑 韩 翔
装帧设计 翰墨漫童
责任印制 徐 飞

出　　版 中国科学技术出版社
发　　行 中国科学技术出版社有限公司
地　　址 北京市海淀区中关村南大街 16 号
邮　　编 100081
发行电话 010-62173865
传　　真 010-62179148
网　　址 http://www.cspbooks.com.cn

开　　本 880mm × 1230mm　1/64
字　　数 67 千字
印　　张 2.5
版　　次 2025 年 7 月第 1 版
印　　次 2025 年 7 月第 1 次印刷
印　　刷 鸿鹄（唐山）印务有限公司
书　　号 ISBN 978-7-5236-1478-5
定　　价 25.00 元

内容提要

本书是一本专为儿童设计的经络按摩指导书籍，旨在帮助父母通过按摩提升孩子的身体素质和健康。全书共分四章，第一章介绍了儿童经络按摩的基础知识和益处，强调了按摩在儿童日常保健中的重要性；第二章详细阐述了儿童身上的关键穴位及其按摩方法，每个穴位都配有图解，方便家长快速掌握；第三章针对儿童常见的疾病，提供了具体的按摩治疗方案，旨在通过按摩缓解症状、促进健康；第四章则聚焦于如何通过经络按摩增强儿童的身体素质。这本书通过简洁明了的图解和实用的按摩技巧，使家长能够轻松学习并运用于孩子的日常生活中，是一本实用的家庭保健手册。

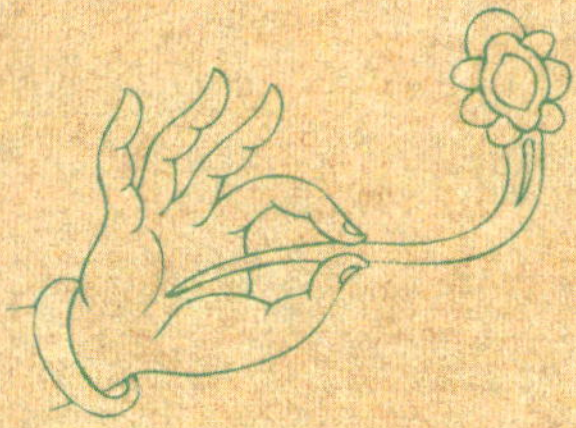

目录 CONTENTS

第一章 宝宝常按摩，健康不生病

第二章

67个儿童按摩特效穴

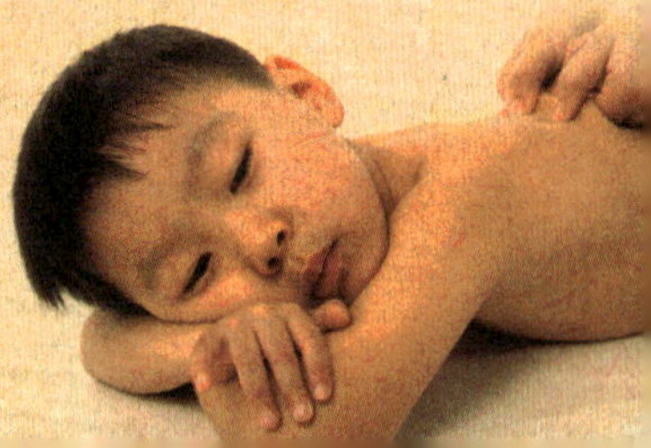

第三章

儿童常见病的对应按摩法

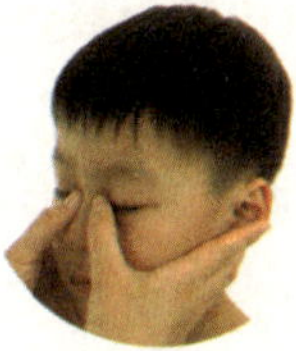

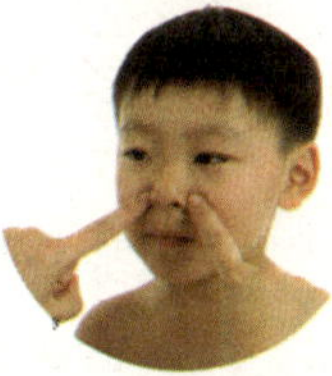

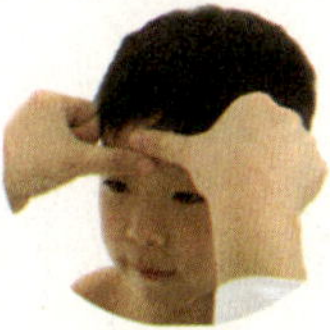

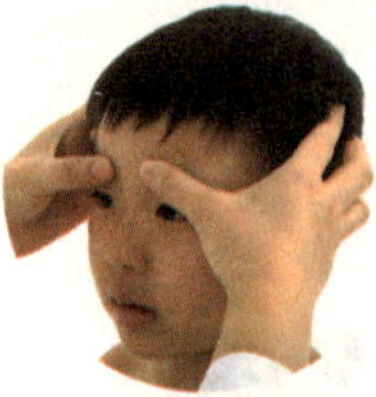

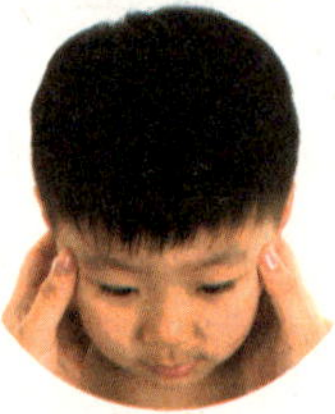

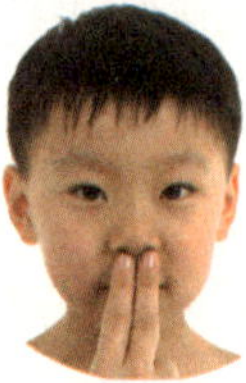

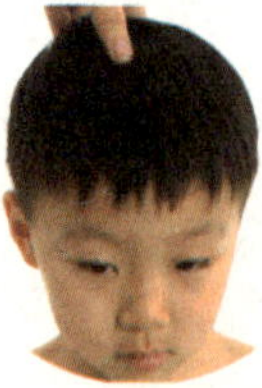

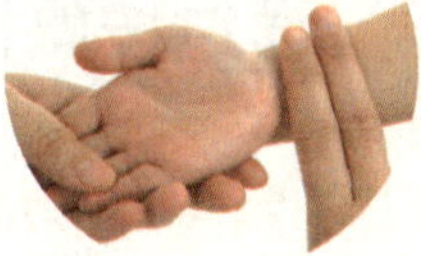

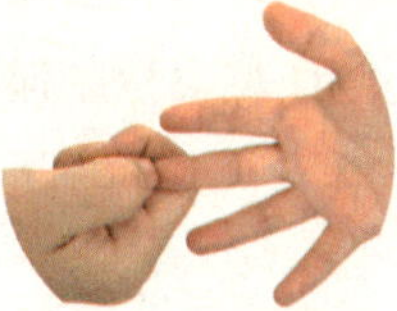

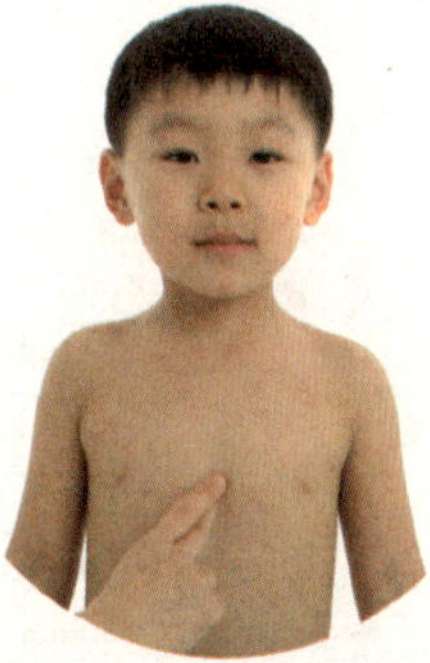

第四章

通过按摩提高儿童的身体素质

第一章

宝宝常按摩，健康不生病

BAOBAO CHANG ANMO JIANKANG BUSHENGBING

儿童经络与成人经络的区别

儿童穴位、成人穴位有不同

儿童的穴位遍布全身，这些穴位有的与成人相同，如太阳穴、足三里穴等。有的穴位名称相同但位置不同，如儿童的攒竹穴是眉头经眉毛到眉梢的一条直线，而成人的攒竹穴则位于眉毛内侧边缘凹陷处。有的位置相同而名称不同，如儿童的二人上马穴，就相当于成人的中渚穴。

儿童除了拥有点状穴位，还拥有线状穴位和面状穴位。举例来说，精宁、威灵、一窝风、小天心等为点状穴位，天河水、三关、六腑为线状穴，腹、脐、八卦等均为面状穴。

儿童手上的特定经穴

儿童最关键的5条经络全都在五指上，具体来说，拇指对应脾经，食指对应肝经，中指对应心经，无名指对应肺经，小指对应肾经。这5个关键的经络是上天赐给孩子最宝贵的健康财富，经常按摩5个手指头就可以起到调理五脏的作用。另外，儿童的手臂上有几条线状穴也有很好的保健作用。在前臂掌侧正中那条线称天河水，推天河水可以清理体内的热毒；手臂外侧靠拇指那条线是三关，推三关可以补充气血，改善多病的体

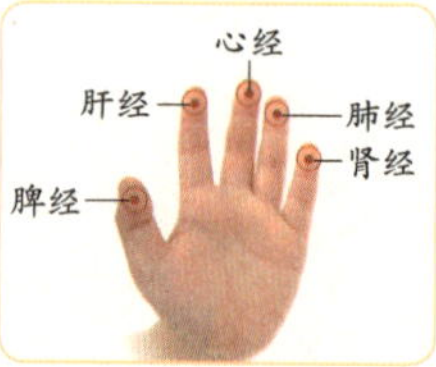

质，让身体强壮起来；手臂内侧靠小指那条线是六腑，推六腑能够清除体内的实热，对于热毒侵犯咽喉部具有立竿见影的效果。

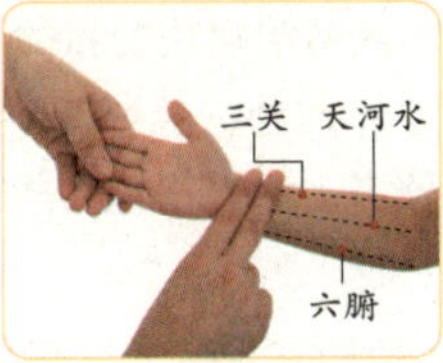

宝宝做经络按摩的好处

按摩又称“推拿”，是以中医的经络及脏腑理论为基础，用特定的手法刺激人体表面特定部位，达到调节生理功能、改善疾病目的的一种传统治疗方法。儿童经络按摩在我国已有非常悠久的历史，其功效已经过了长期的实践验证，而且十分易懂易学，父母如果学会了经络按摩，就可以用自己的双手来保护孩子，让孩子少受疾病的折磨。具体来讲，儿童经络按摩可以带来以下几个方面的好处。

常按摩，身体棒

儿童处于生长发育阶段，与成人相比，他们皮肤娇嫩，脏腑功能较弱，抗病能力特差，这些生理特点使得孩子更容易被外邪侵袭，从而导致感冒、哮喘、腹泻等疾病。

相对于吃药、打针、输液来说，儿童经络按摩显然更加安全，也更容易被儿童接受。如果平时坚持给儿童进行经络按摩，可以调理脏腑、经络、气血功能，从而达到防治疾病的目的。

此外，长期按摩有助于增加儿童的食欲，促进胃酸分泌，增强消化功能。儿童吃得好，消化好，身体自然会越来越棒。

常按摩，睡眠好

按摩可以放松儿童的全身肌肉，缓解精神上的压力，降低身体上的某些不适感。经常做按摩的儿童，睡眠质量比较高，很少有夜间啼哭的现象，普遍能够顺利入眠，成长发育情况也相对较好。

按摩，爱的体验

按摩时父母的双手直接与孩子的皮肤接触，能增加孩子的安全感，孩子也能感知到父母的爱心，父母耐心、细致的动作，会让孩子觉得自己被重视，这对于养成孩子自信、开朗的性格是很有好处的。

按摩可反映健康问题

按摩时，通过观察儿童的反应可以了解其健康状况。正常情况下，按摩时穴位处会有酸麻甚至胀痛的感觉。但如果一碰就痛，父母就要引起注意了。举例来说，垂直按压迎香穴时，儿童感到酸麻是正常现象。但是如果轻轻一碰，儿童就疼痛难忍，那就说明鼻子很可能有健康问题，需要及时就医。

最基本的按摩手法

推法

直推法

用一只手的拇指桡侧缘或螺纹面，或者用食指、中指的螺纹面，在相应的穴位上作单方向直线推动。频率为每分钟250次左右。

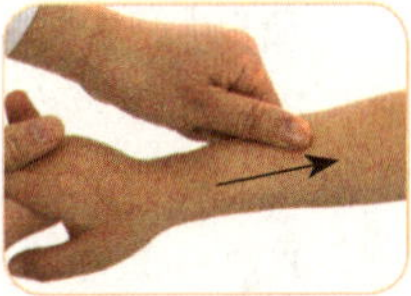

直推法

分推法

以双手拇指螺纹面或其桡侧缘，或用双掌附着在相应的穴位或身体部位上，用腕部或前臂发力，带动着力处从穴位或身体部位的中心分别向两旁做直线或弧线推动。连续推动20～50次即可。

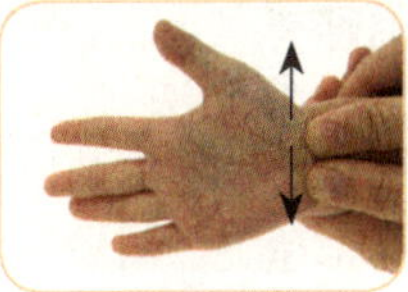

分推法

旋推法

以拇指螺纹面在穴位上作顺时针旋转推动。频率为每分钟200次左右。

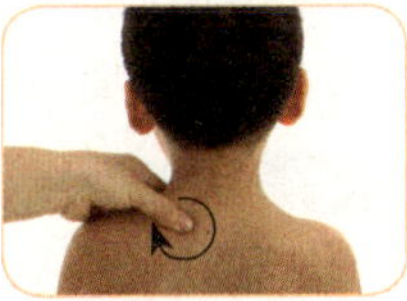

旋推法

揉法

指揉法

用拇指或中指的螺纹面或指端，或用食指、中指两指的螺纹

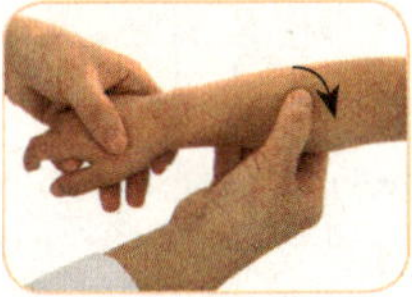

指揉法

面或指端，或用食指、中指、无名指三指的螺纹面或指端，着力于相应的穴位或身体部位，沿着一个方向作小幅度的、轻柔的旋转揉动。

鱼际揉法

以大鱼际着力于相应部位，稍用力下压，放松腕部，前臂发力，通过腕部带动着力部位沿着一个方向作和缓的、小幅度的旋转揉动。

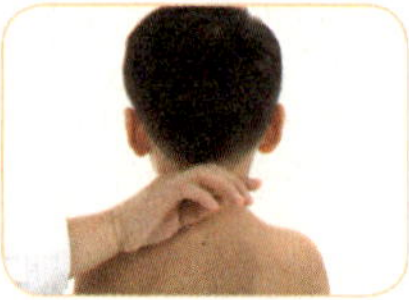

鱼际揉法

掌揉法

以掌心或掌根着力于相应身体部位上，稍用力下压，腕部放松，以前臂发力，以肘关节为支点，带动掌根部分沿一个方向作和缓的、小幅度旋转揉动。

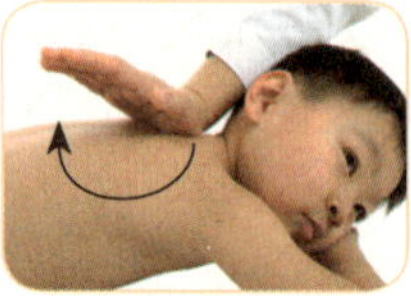

掌揉法

按法

拇指按法

拇指伸直，其余4指握拳，食指中节桡侧轻贴拇指指间关节掌侧，起到支撑作用。将拇指螺纹面或指端附着于相应穴位上，垂直发力，向下按压，持续一定时间，然后逐渐放松，再用力向下按压，如此一按一放反复操作。

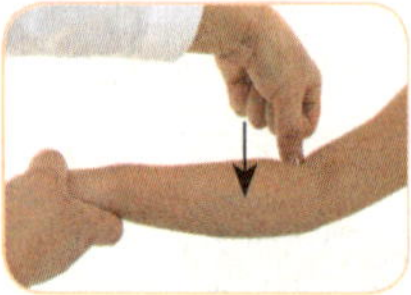

拇指按法

中指按法

稍悬腕，用中指指端或螺纹面附着在穴位上，垂直用力，向下按压，持续一定时间，然后放松，再用力向下按压，如此一按一放反复操作即可。

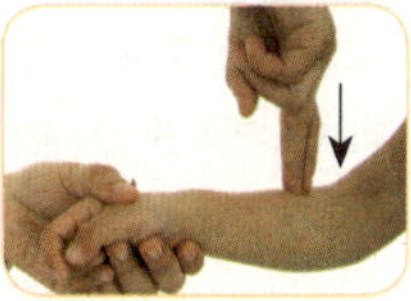

中指按法

掌按法

五指放松伸直，掌面或掌根部附着在穴位上，垂直用力，向下按压，并停留一段时间。

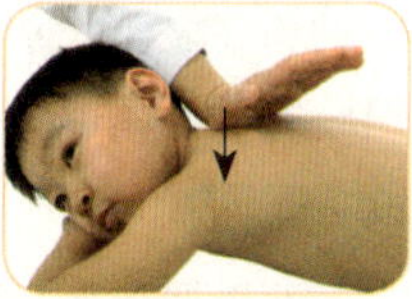

掌按法

摩法

指摩法

五指自然伸直，腕部微悬，以食指、中指、无名指、小指的指面附着在穴位上，沿着一个方向做环形摩动。

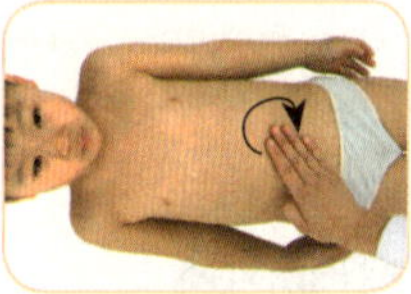

指摩法

掌摩法

五指自然伸直，腕关节背伸，以掌面附着在穴位上，前臂发力，带动着力处沿着一个方向做环形摩动。

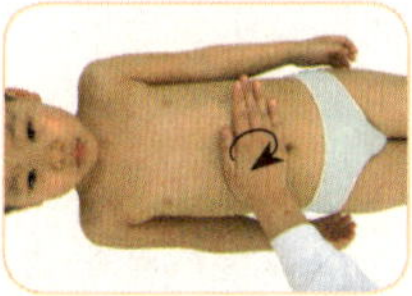

掌摩法

掐 法

手握空拳，拇指伸直，指腹紧贴在食指中节桡侧缘，以拇指指甲附着于穴位上，逐渐用力掐之。

做掐法时需注意力度，不能掐破皮肤，也不宜掐的时间过长。

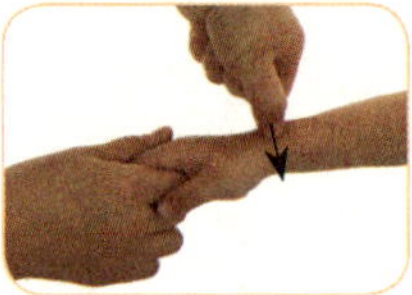

掐法

为了缓和刺激，减轻受力部位的疼痛感和不适感，掐后最好继用揉法。

捏 法

双手握空拳，拳心相对，拇指伸直，食指屈曲，食指中节桡侧顶住皮肤，两指相对同时用力捏提皮肤，双手交替用力，自下而上，捻动向前。

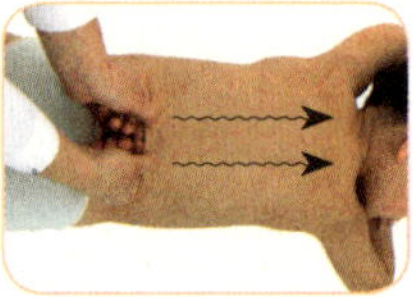

捏法

运 法

一只手握住儿童的手臂，使被按摩部位或穴位向上，另一只手的拇指或食指、中指两指的螺纹面在穴位上着力，由此穴向彼穴做弧形或环形运动。频率为每分钟60～120次。

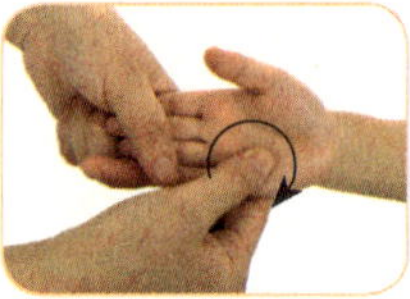

运法

拿 法

以拇指与食指、中指两指，或拇指与其余4指的螺纹面前1/3处相对用力，捏住按摩部位，逐步内收提起，一紧一松、连续不断地实施提捏的动作。

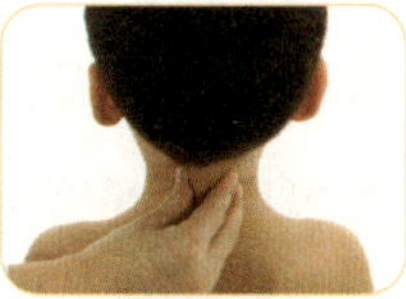

拿法

擦 法

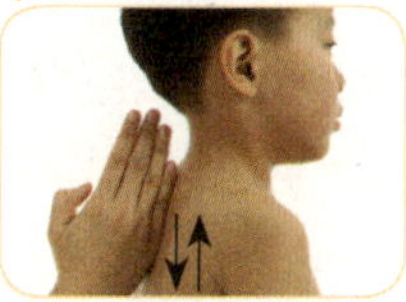

擦法

以手掌面或大、小鱼际贴附于身体部位，稍用力下压，前臂与手掌相平，以肩关节为支点，上臂上下摆动，肘关节部位做屈伸运动，带动着力部位在体表做快速往返直线摩擦移动，至局部透热为度。

刮 法

用拇指桡侧或食指、中指螺纹面在身体相应部位着力，或食指第二指节背侧尺侧缘着力，由上向下或由内向外做直线刮动。

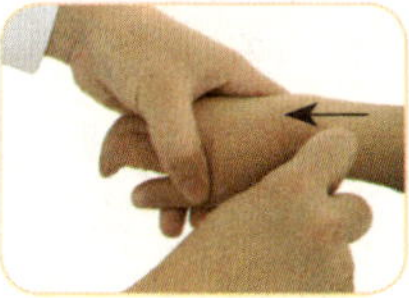

刮法

捣 法

用一只手的中指指端或食指、中指屈曲后的第一指间关节突起部附着于穴位上，其他手指屈曲相握，用腕关节发力，带动

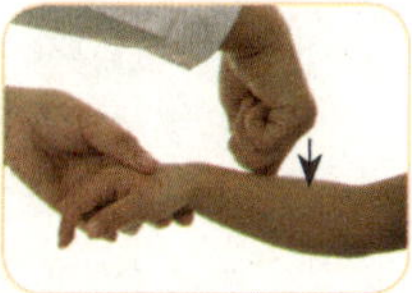

捣法

着力处有节奏地叩击穴位5～20次。

取穴常用法

指寸定位法

指寸定位法是以被按摩者的手指作为标准度量取穴的方法，医学上将之称为手指同身寸取穴法。这种方法规定被按摩者本人的拇指中节的宽度为1寸，食指、中指并起来的宽度为1.5寸，食指、中指、无名指并起来的中节宽度为2寸，食指、中指、无名指、小指并起来，其中间宽度为3寸。这里所说的1寸、2寸、3寸，与实际长度是不同的，因为人有高矮胖瘦，儿童的手指与成人的也不同，这里只是一种度量的技巧。

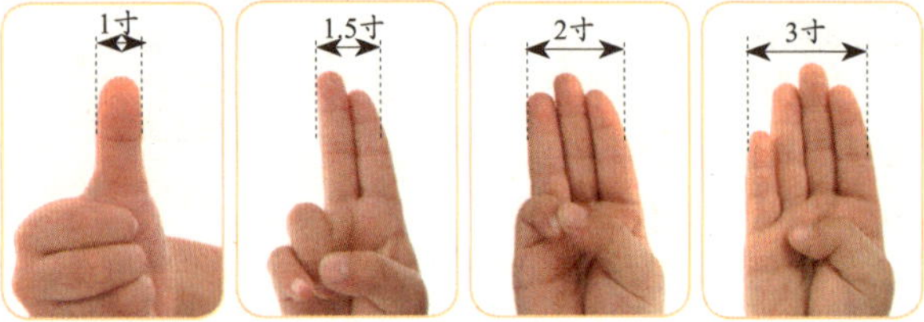

标志参照法

标志参照法利用人体体表标志来找出穴位，用人体的五官、毛发、脚趾、乳头及骨关节处的凸起和凹陷来定位，如膻中穴在两乳头连线的中点，天枢穴在肚脐旁边2寸，印堂穴在两眉的中间。

身体度量法

身体度量法是将人体不同部位及线条规定成一定的长度，折成若干等份，每份称为1寸。例如，将两乳头的间距规定成8寸，每份就是取穴中的1寸。具体如下。

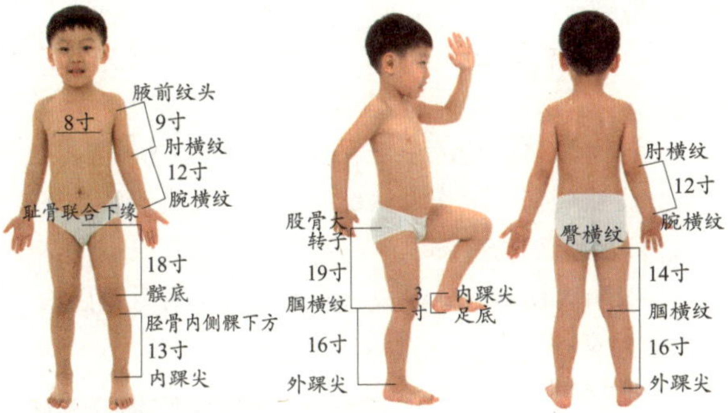

儿童经络按摩的适应证与禁忌证

按摩适宜年龄

经络会随着年龄的增长发生变化，儿童经络按摩适应的对象一般是6个月到12岁的儿童，尤其适用于6岁以下的儿童。

适应证

儿童经络按摩不仅可用于多种儿科常见病，如感冒、咳嗽、哮喘、支气管炎、腹泻、呕吐、厌食、消化不良、肥胖、夜啼、近视、佝偻病、脑瘫、湿疹等，还可用于日常保健与疾病预防。

禁忌证

有以下特殊状况的儿童（或其患处）不宜进行经络按摩。

1.各种皮肤病的患处；正在出血或内出血的部位。

2.皮肤烧伤、烫伤、擦伤、裂伤、炎症、脓肿处，以及伤口形成的瘢痕部位。

3.患有骨结核、骨髓炎、蜂窝织炎、丹毒等感染性疾病的儿童。

4.患有水痘、猩红热、肺结核、病毒性肝炎等急性传染病的儿童。

5.患有出血倾向疾病，如血小板减少性紫癜、白血病、血友病、再生障碍性贫血、过敏性紫癜等患儿。

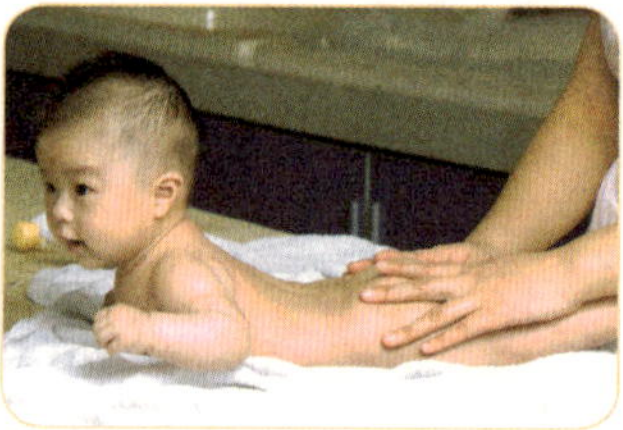

儿童经络按摩不仅可用于多种儿科常见病，还可用于日常保健，有利于其生长发育。

6.骨与关节结核和化脓性关节炎局部，可能存在肿瘤、外伤骨折早期、脱臼等不明疾病的儿童。

7.严重的心、肺、肝、肾等脏器疾病患儿。

8.诊断不明、不知道治疗原则的疾病患儿。

儿童经络按摩需掌握的基本知识

1.循序渐进：父母给孩子进行按摩要遵循从轻到重、循序渐进的原则，按摩的力度不宜过大，要考虑孩子的耐受程度，一般以皮肤微微发红为度。

2.选对按摩时机：要在自己和孩子的精神状态都比较好的情况下进行，不要在自己疲乏的情况下给孩子按摩，否则会降低按摩的效果。孩子过饥或过饱时，不宜进行按摩，比较好的时间是在饭后1小时。在孩子哭闹时，应将孩子的情绪安抚至平静之后再进行按摩。

3.按摩的顺序：一般先按摩头面部，然后依次为上肢、胸腹、腰背、下肢；按摩取穴有主穴和配穴之分，一般先按摩主穴，后按摩配穴，有时先按摩配穴，后按摩主穴。这一点要具体情况具体分析。不管选择哪种顺序，都要先运用轻柔的手法，如揉、摩、推、运等。刺激性强的按摩手法，如掐、拿、捏等，应放在后面操作。还可根据病情的轻重程度和患儿的体位来决定按摩的顺序。如在调理胃热引起的呕吐时，可以先推颈项部的天柱穴，再推板门、清大肠（上肢部位）等。总之，按摩的顺序，可在具体实践过程中灵活掌握。

4.按摩过程中要注意观察儿童的反应：一旦儿童出现头晕、四肢出冷汗等现象，应立即停止按摩，让儿童休息、饮水。

5.按摩的时间和次数：按摩的时间通常以儿童的年龄、病情、体质及手法的特点为依据，灵活掌握。一般情况下，每次按摩的时间总共不宜超过20分钟，每天按摩1次即可。如果是慢性病，可以隔天按摩1次，急性病可以每天按摩2次。

6.上肢穴位只推一侧：上肢的穴位习惯上只推左手一侧，也可以单推右手一侧。其他部位的穴位则两侧均可治疗。

7.按摩介质不能少：儿童的皮肤比较娇嫩，在按摩之前要准备好儿童专用润肤品作为按摩的介质，可以防止皮肤被擦破。也可以用一些具有特殊功效的介质来加强治疗效果，如生姜汁、葱白汁对于风寒感冒的治疗有好处；薄荷水则可以作为风热感冒按摩疗法的介质；鸡蛋清可用于烦躁失眠、手足心热等按摩介质。

8.按摩前要注意的小细节：按摩的环境要舒适，空气要新鲜，温度保持在避免儿童着凉的范围内。操作前要洗净双手，摘掉平时佩戴的戒指、手镯等饰物。指甲要剪短，并且保证光滑无毛刺，以免刮伤儿童的皮肤。天气寒冷时，要先将双手搓热再进行后续的操作。

五脏补泻之道需了解

中医学认为，脏腑之间是相生相克的关系，生它的就相当于母亲，被生的相当于孩子，克它的就是强者，被克的就是弱者。具体来讲，脾土生肺金，肺金生肾水，肾水生肝木，肝木生心火，心火生脾土；肝木克脾土，脾土克肾水，肾水克心火，心火克肺金，肺金克肝木。这就是五脏相生相克的道理。

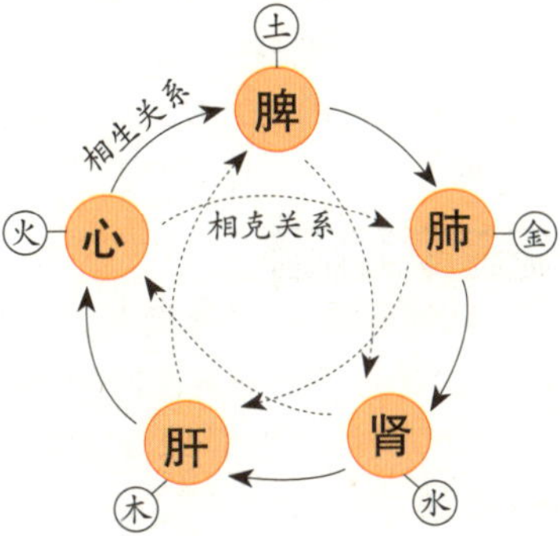

在按摩的过程中，遇到实证就泻它的“子”，虚证就补它的“母”。举例来讲，当孩子因肺虚而咳嗽时，按照相生的理论，就应该去补肺的“母”，即补脾。然后应考虑到，肺虚会导致肺的“子”也会虚，也就是应补一下肾。按照相克的理论，肝是肺的“敌人”，所以为防止其“乘虚而入”，须清肝；而心是肝的手下败将，为了防止其前来“寻仇”，就应清心。具体手法为向上为补，向下为泻；以顺为补，以逆为泻；轻者为补，重者为泻。

体质不同，按摩方法亦不同

不同的人体质也不尽相同，儿童也是如此。根据中医的辨证方法，儿童的体质可分为健康型、寒型、热型、虚型、湿型5种类型，父母应根据自己孩子的体质采取有针对性的按摩方法，这样才能真正达到防病治病的目的。

健康型体质

判断标准／ 身体健壮，面色红润，精神状态良好，食欲佳，没有偏食、挑食的现象，大小便正常。

按摩方法／ 应该强身健体、预防疾病，进行日常保健按摩。

寒型体质

判断标准／ 四肢冰凉，面色苍白，懒于活动，食欲不振，吃生冷食物容易腹泻。

按摩方法／ 调养原则是温养脾胃，应每天坚持捏脊5次，按揉内劳宫穴100次左右，逐渐改善体质。

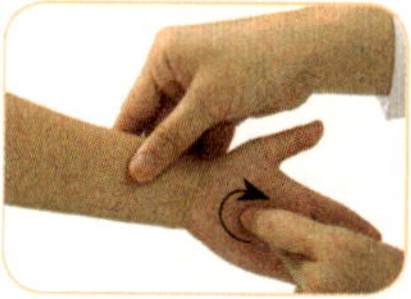

寒型体质揉内劳宫

热型体质

判断标准／ 热型体质分为实热和虚热两种。实热表现为身体壮实，面红目赤，烦躁易怒，饮食贪凉厌热，口气重，大便秘结，小便黄，口舌易起溃疡；虚热表现为体形瘦小，面色潮红，盗汗，容易口干，大便干硬，小便发黄，手足心较热，食欲不佳，舌头较红。

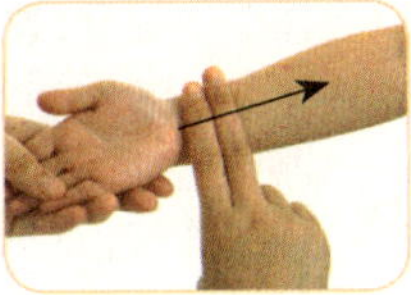

热型体质推天河水

按摩方法／ 调养原则为清热去燥，适合推天河水。天河水位于孩子前臂内侧正中线，自腕部至肘部成一条直线。父母可用食指和中指沿这条直线推200次。

虚型体质

判断标准／ 体形瘦弱，面色萎黄，神疲力乏，少气懒言，食欲不佳，大便溏软，容易患贫血和呼吸道感染。

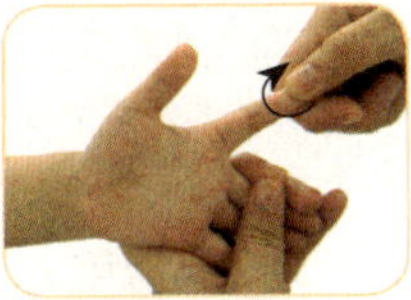

虚型体质揉指面

按摩方法／ 调养原则以气血双补为主。平时应按摩孩子的5个手指指面，每个指面按顺时针旋转推动100次。

湿型体质

判断标准／ 体形大多肥胖，喜食肥厚甘味，动作迟缓，大便溏烂、难以成形。

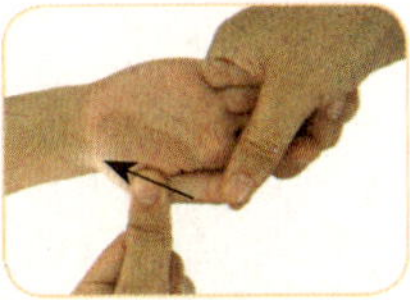

湿型体质推板门

按摩方法／ 调养原则以健脾祛湿化痰为主。平时应坚持做以下按摩：捏脊5次，推板门（从孩子的大拇指指根部直推至大鱼际）200次。

儿童复式按摩法

复式按摩法是将一种或几种单式按摩的方法组合在一起作为一套特殊的按摩方法，它们有特定的名称。在这里节选7种比较常用的复式按摩手法予以简单的介绍。

黄蜂入洞

做法／取仰卧位，将食指、中指的指端紧贴在孩子两鼻孔下缘，稍用力揉动50～100次。

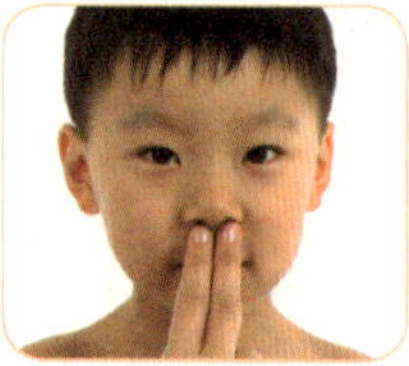
黄蜂入洞

功效与应用／开窍通鼻，祛寒解表。多用于外感风寒所致的发热无汗，急、慢性鼻炎所致的鼻塞流涕及呼吸不畅等。

双凤展翅

做法／取仰卧位，用双手食指、中指夹两耳，向上提3～5次，再用两手拇指指端掐按眉心、太阳、听会、人中、承浆、颊车等穴，每穴掐按3～5次。

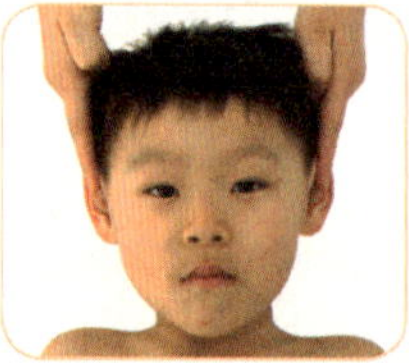
双凤展翅

功效与应用／疏风宣肺，祛

寒止咳。多用于外感咳嗽。

揉耳摇头

做法／ 取坐位，用双手拇指、食指的螺纹面相对稍用力捻揉两耳垂20～30次，再手捧头部，左右轻摇10～20次。

功效与应用／ 镇惊安神，调和气血。多用于惊风、夜啼、腹胀、便秘等。

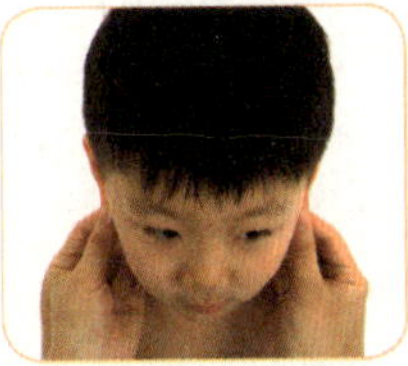

揉耳摇头

按弦搓摩

做法／ 取坐位，双手略抬起，父母坐于孩子身后或坐其身前，用两手掌面轻贴孩子腋下，沿两侧胁肋部来回搓摩，从上至下搓至与肚脐齐平处50～100次。

功效与应用／ 化痰理气，消积健脾。多用于咳嗽多痰、气喘、腹痛、腹胀、疳积、肝脾肿大等。

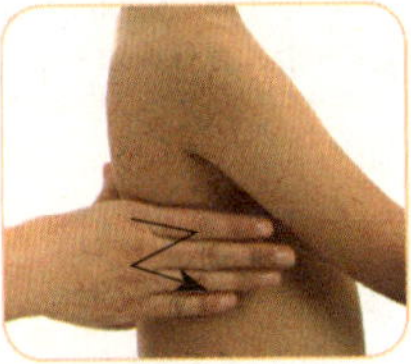

按弦搓摩

开璇玑

做法／ 取仰卧位，用双手拇指自胸骨上窝中央下1寸的璇玑穴开始，沿胸肋自上而下向两旁分推8次。再从剑胸结合部下1寸的鸠尾穴处向下直推至脐部，两手各推

10次。然后由脐部向左右推摩1分钟左右。再从脐部向下直推至小腹，推10次左右。

功效与应用／ 宽胸理气，消食化痰，健脾和胃。多用于胸闷、咳喘、痰鸣、积食、呕吐、外感发热、便秘等。

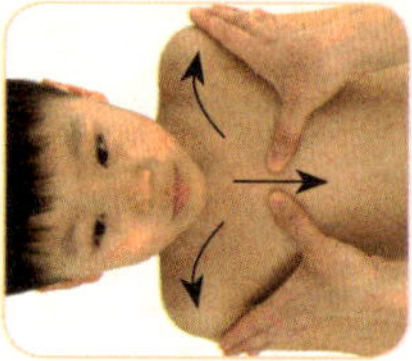

开璇玑

龙入虎口

做法／ 取仰卧位。用一手托扶住孩子的掌背，使其掌面朝上，另一手插入虎口，大拇指螺纹面稍用力在板门穴处推或揉50~100次。

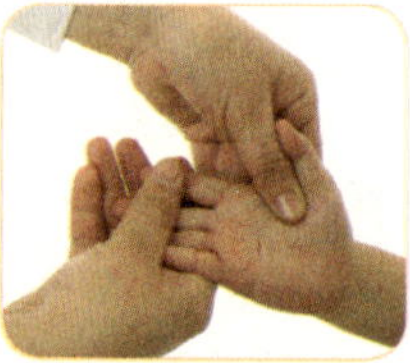

龙入虎口

功效与应用／ 祛风解表，泌别清浊。多用于发热、呕吐、腹泻等。

二龙戏珠

做法／ 取坐位，用右手拿捏孩子食指、无名指指端，左手拿捏阴池穴（腕部掌侧横纹的尺侧边）和阳池穴（腕背横纹中指伸肌腱的尺侧缘凹陷处），并缓缓向上移动按捏至曲池穴（肘横纹

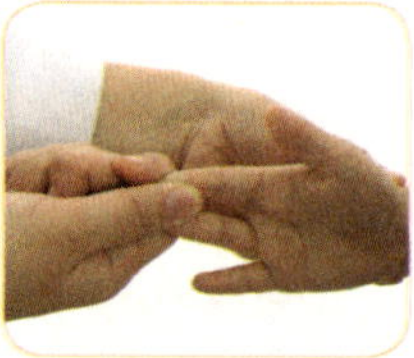

二龙戏珠

外侧缘凹陷处），重复5次左右。寒证重按阳穴，热证重按阴穴。然后左手拿捏孩子的阴、阳两穴，右手拿捏孩子食指、无名指的指端并摇动20～40次。

功效与应用 / 调和阴阳，温阳散寒，平惊止搐。多用于惊厥、抽搐、惊风、发热等。

按摩前的准备工作

按摩开始之前，做好准备工作是非常必要的，如准备好按摩油、选择适合按摩的环境、观察宝宝此刻是否愿意接受按摩等，这对按摩的顺利进行起着决定性作用。妈妈们准备好了吗？

准备按摩精油

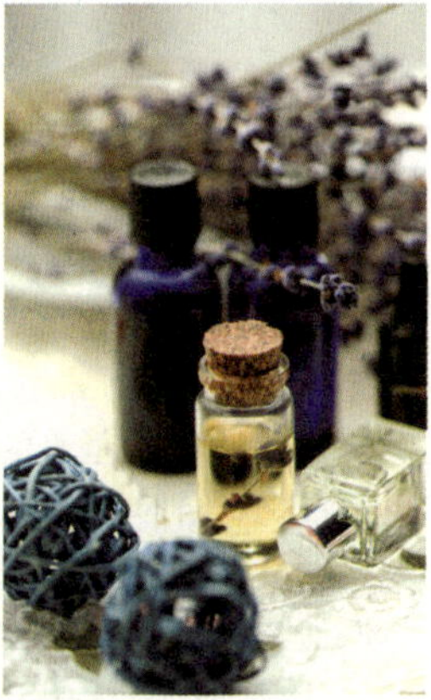

婴儿专用按摩油在婴儿抚触与按摩过程中扮演着重要角色，能提高按摩质量。不过，与时下流行的按摩精油相比，前者更适合婴儿抚触与按摩，对婴儿的健康更有益。不过，给婴儿做抚触与按摩的过程中所使用的精油属于稀释调好的婴儿专用油，纯精油浓度较高，不宜直接接触婴儿皮肤。在开始按摩之前，首先要测试精油是否适合婴儿。婴儿肌肤非常娇嫩，如果精油选择不当，很可能出现过敏现象。第一次给婴儿做抚触与按摩的家长们，使用精油前可先做一下皮肤测试。

测试步骤

1.取一些精油倒在指尖上，不要太多，适量就可以了。

2.妈妈将精油轻轻涂抹在婴儿手臂内侧，面积大小如1元硬币即可，10～15分钟后观察状况。

3.再在婴儿的手肘、手腕、大腿内侧等部位涂油，10～15分钟后，检查有无发疹或发红现象，如果没有出现任何异常情况即可全身使用，反之则必须更换精油。

温馨提示

婴儿专用按摩精油

◎**葡萄籽油：**从葡萄籽中提炼出的油，没有怪味，在全身按摩过程中经常用到。该种精油可以冷却体内热气，很适合夏季使用。

◎**夏威夷坚果油：**从夏威夷群岛上的一种热带植物所结的坚果中提炼出的油，传闻在植物油当中最接近人类的皮脂，以低刺激为特征。对皮肤的渗透率高，不会出现黏腻感觉。

选择舒适安静的按摩环境

环境对于婴儿抚触与按摩来说尤为重要。在婴儿按摩前，选择恰当的环境是非常必要的。

设立固定的按摩地点

在家里选择一个你喜欢的地方，并把它作为固定的按摩地点，以便宝宝能够把这个地方与抚触、按摩联系起来。不过一定要确保该地点有足够的活动空间且周围没有障碍物或危险物品，可以把容易碰倒的东西，如蜡烛、暖水瓶统统拿开。你可以选择在床上或地板上为宝宝进行抚触与按摩，不过在选择地点时，要考虑高度，避免因高度不宜而引起腰酸背痛。

做好防范措施

按摩地点确定下来后，还要铺上柔软的毛巾，并在毛巾下铺一层防水垫，以免按摩途中宝宝突然大小便，令妈妈手忙脚乱。

注意室内光线

按摩时的光线要柔和，以小灯泡的亮度为宜，避免灯光直接照射宝宝的眼睛，最好不要在日光灯下做按摩。因为处于仰卧状态的宝宝，很容易将视线固定在日光灯散发出的灯光上，这对宝宝的眼睛会造成一定程度的伤害。最好采用反射光线，宝宝注视这种光线时，眼睛不会受到刺激。

减少影响按摩的声音

抚触或按摩时，电视、收音机、电话，甚至是家里的宠物都会干扰按摩的进行，影响按摩效果。按摩前最好关闭电视机、收音机、电话，圈起宠物。可以播放一些柔和的音乐来渲染按摩气氛。如果宝宝产生了困意，还可以播放一些轻柔的音乐来安抚宝宝的情绪，使其尽快进入睡眠状态；如果想跟他们互动，可以选用一些轻快的音乐配合宝宝一起嬉戏。

妈妈的准备工作

指甲剪短并修圆

按摩或抚触时，妈妈的手随时都会碰触宝宝的皮肤，指甲过长可能使宝宝细嫩的皮肤受到伤害。按摩前，应将指甲剪短且前端部分修圆。

播放柔和的音乐

妈妈柔和、甜美的声音是宝宝最喜欢的声调，可作为按摩的“背景音乐”，也可以用轻柔缓和的音乐予以替代。

卸掉压力，尽量放松

按摩过程中，妈妈的紧张感会传给宝宝。妈妈在心情焦躁不安的情况下，可以饮用香草茶，让心情尽快稳定下来，全身放松后再开始按摩。

保留原有气味

妈妈的乳房周围有顶浆分泌腺或皮脂腺，会分泌外激素，这是宝宝熟悉的味道，与在妈妈体内时闻到的气味完全相同。因此，宝宝闻到妈妈的气味时，会感到非常安心。有些妈妈会利用各种香水掩盖身上的特殊气味，这对宝宝来说是非常不利的。因此，在为宝宝按摩时，妈妈应保留原有气味，以此来安抚宝宝的情绪，使其配合按摩。

温馨提示

这样的问题不能忽视

◎**洗手：**宝宝的肌肤非常娇嫩，为其做按摩时，妈妈必须注意清洁，按摩前先洗手。

◎**服装：**为宝宝按摩时，妈妈最好穿着宽松、舒适的衣服，尽量选择可以在不勉强之下盘腿坐，或能随便伸展的服装。

◎**手表及各种饰品：**手表、戒指、项链等各种饰品都可能伤害到宝宝的皮肤，如果宝宝不小心接触到这些金属物品，还可能使其受到惊吓。因此，按摩前妈妈应摘掉所有饰品，以免影响按摩。

◎**头发：**妈妈如果留有长发，按摩前应该扎起来，以免按摩时扫到宝宝的皮肤，分散宝宝的注意力。

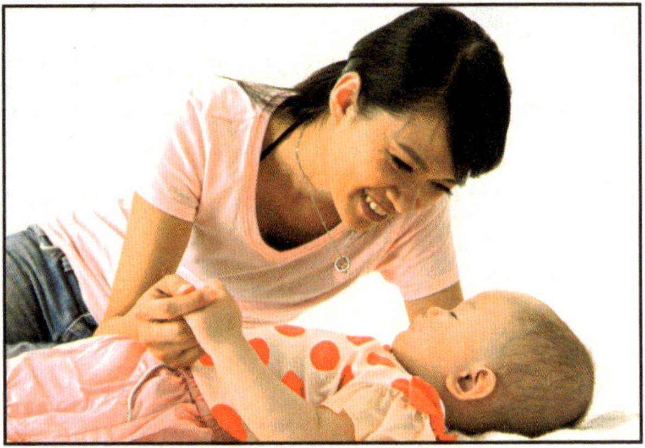

不让按摩中断

给婴儿按摩时最忌讳的就是中途停止，这会影响按摩效果。按摩前应做好充分准备，事前应把所有可能发生的情况预测到，并做好应急措施。

按摩前请征求宝宝的意见

按摩前妈妈们应该征求宝宝的意见，如果他们不愿意接受按摩而你却强制进行，不但达不到按摩目的，还可能伤害到宝宝。

宝宝喜欢按摩的表现

当母子间的关系非常融洽时，妈妈能感受到宝宝是否愿意接受按摩。通常情况下，可凭宝宝被按摩时的表情来评定他们对待按摩的态度。当妈妈温柔的双手接触宝宝的肌肤时，大部分宝宝会表现出愉悦的神情，这是喜欢按摩的重要表现，妈妈可以继续进行按摩。

有时候，宝宝的目光中会闪耀出愉悦神情，并伴有愉快的呱呱声或呻吟声，这也说明宝宝喜欢按摩，正在心满意足地享受按摩中的喜悦。6~8个月的宝宝，可以用微笑向妈妈传递愿意接受按摩的信息。

有时，他们会因按摩产生的舒适感而笑出声来，并会积极地配合按摩。此时按摩已不单单是为了保健，也成了母子间互动的一项游戏。

宝宝不喜欢按摩的表现

有时，妈妈们无法了解到宝宝的内心世界，不能确定他们到底是否愿意接受按摩，此时，你也可以大胆一试，宝宝如果不愿意接受你的一番好意，会做出明确的抗议，或大声哭闹或用小手和小腿抵挡你的按摩动作。

导致宝宝拒绝按摩的原因

1.音乐声音过大：音乐声音过大会刺激婴儿的听觉神经，使精神处于紧张状态，无法全身放松接受按摩，此时，婴儿同样会以哭闹的形式抵抗妈妈的按摩动作，影响按摩的顺利进行。

2.婴儿完全不喜欢按摩：许多婴儿不喜欢按摩，特别是初次接受按摩时，反应大多会非常激烈，常以哭闹、踢腿、扭动身体、握紧拳头等方式抵抗妈妈的按摩动作。遇到这种情况时，妈妈们应立刻停止手上的动作，以免善意变成恶意。当宝宝因外界环境因素不愿接受按摩时，妈妈们可以通过抚触表达自己的关爱之情，同时，重新布置按摩环境，尽量使宝宝全身放松，万事俱备后再征求宝宝的意见，得到允许后再开始按摩。

3.按摩手法不娴熟：按摩过程中，如果妈妈很紧张，或产生焦躁情绪，或因家庭及工作问题忧心忡忡时，都能被宝宝所感知，从而拒绝接受按摩。因为在这种情况下，妈妈无法将注意力完全集中在宝宝身上，按摩手法很可能不够连贯，让宝宝产生不适感。

温馨提示

夏天按摩的注意事项

尽可能缩小室内外的温差。电风扇或空调的风不要直接吹到宝宝身上。

第二章

67个儿童按摩特效穴

67 GE ERTONG ANMO TEXIAOXUE

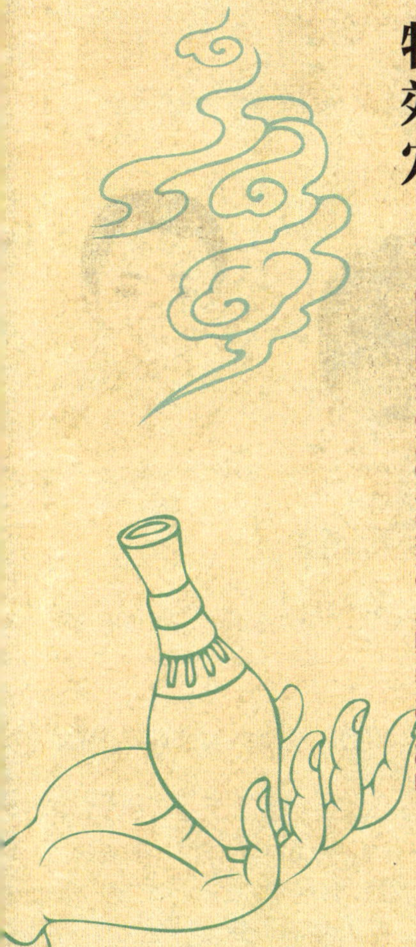

百会

失眠躁郁揉揉它

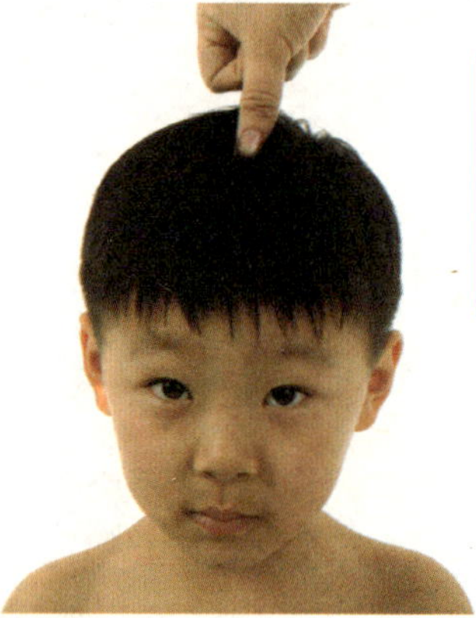

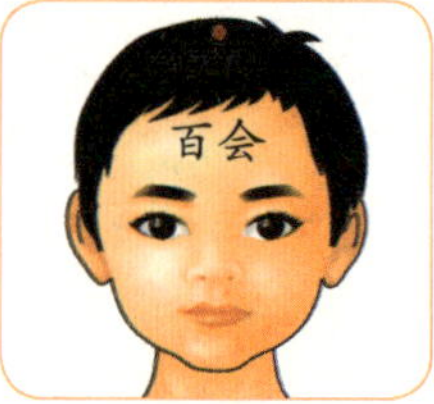

定位取穴

前发际正中直上5寸，两耳尖连线与头顶正中线相交处。

按摩方法

用拇指指端螺纹面按30～50次，称按百会；或揉100～200次，称揉百会。

功效

开窍宁神，平肝息风，升阳固脱。用于治疗失眠、烦躁、惊风、眩晕、遗尿、脱肛等。

太阳

感冒头痛的克星

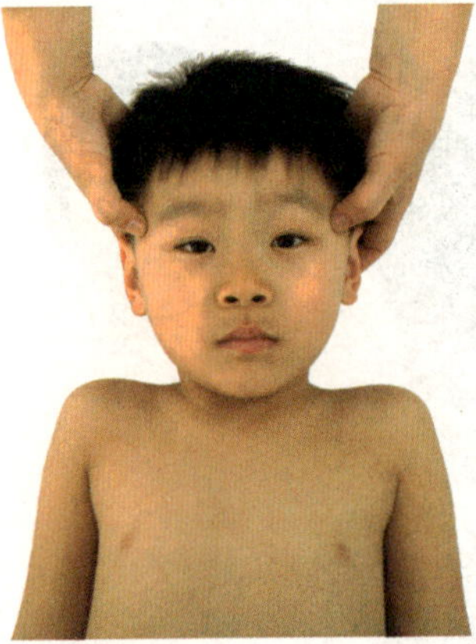

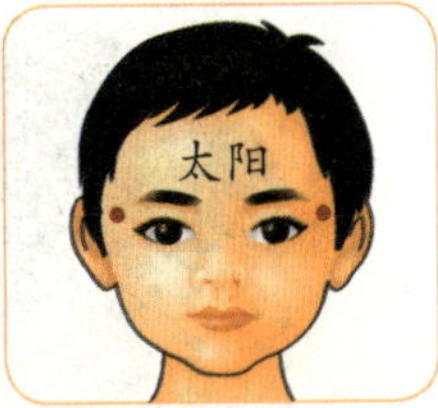

定位取穴

眉梢与目外眦之间，向后约1横指宽的凹陷处，左右各一穴。

按摩方法

用拇指桡侧自前向后直推30～50次，称推太阳；或用拇指或中指端揉太阳30～50次，称揉太阳或运太阳。向眼睛方向推运为补，向耳朵方向推运为泻。外感头痛用泻法，外感表虚、内伤头痛用补法。

功效

清热解表，明目祛风。用于外感发热、头痛。

睛明 近视、斜视都找它

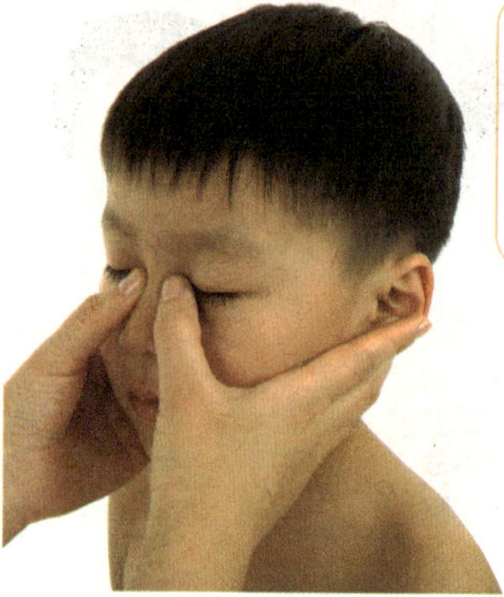

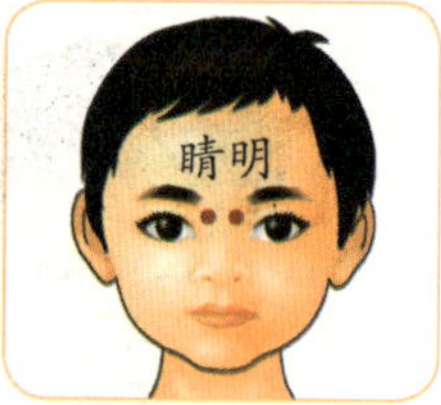

定位取穴

目内眦稍上方凹陷处，左右各一穴。

按摩方法

用拇指指端向眼睛内侧稍上方按揉穴位处10～20次，称按揉睛明。

功效

疏风止痛，明目护眼。多用于头痛、目痛、弱视、近视、斜视等。

牙关

口眼歪斜揉一揉

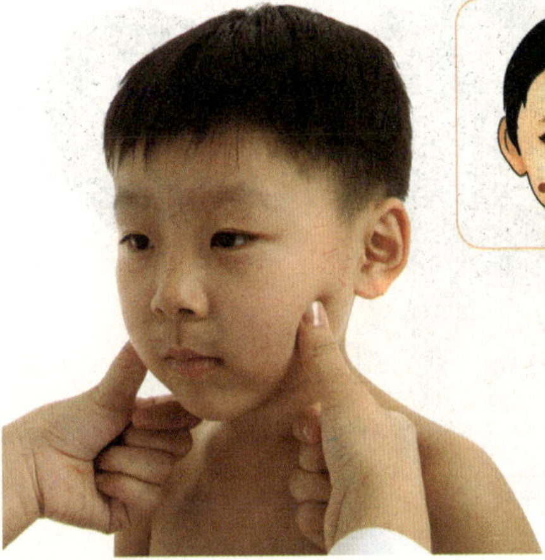

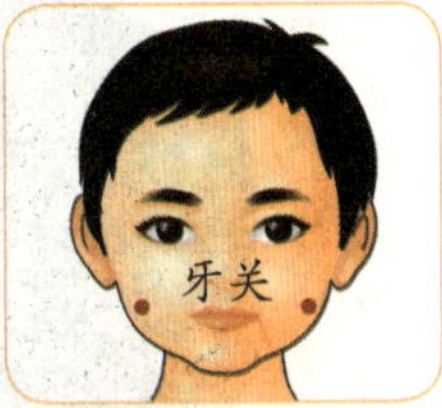

定位取穴

下颌角前上方1横指，咬肌隆起处，左右各一穴。

按摩方法

用双手拇指按5～10次，称按牙关；或用中指揉30～50次，称揉牙关。

功效

开窍醒脑，疏风止痛。口眼歪斜多用揉牙关；牙关紧闭多用按牙关。

高骨

疏风解表治感冒

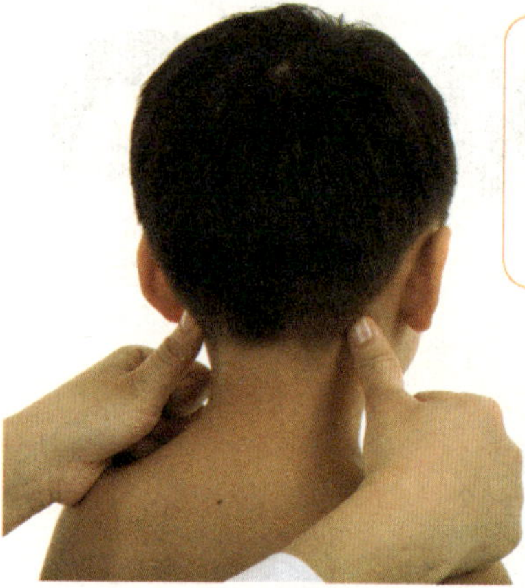

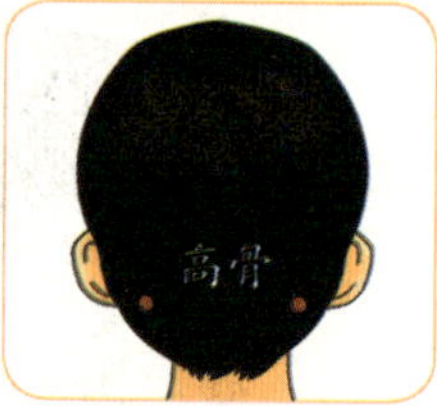

定位取穴

耳后入发际，乳突后缘高骨下凹陷中，左右各一穴。

按摩方法

用拇指或中指指端揉30～50次，称揉高骨；或用两拇指运推30～50次，称运高骨。

功效

疏风解表，安神除烦。用于治疗感冒、头痛，多与推攒竹、推坎宫、揉太阳等合用。

天心 白天养精神，夜晚睡得香

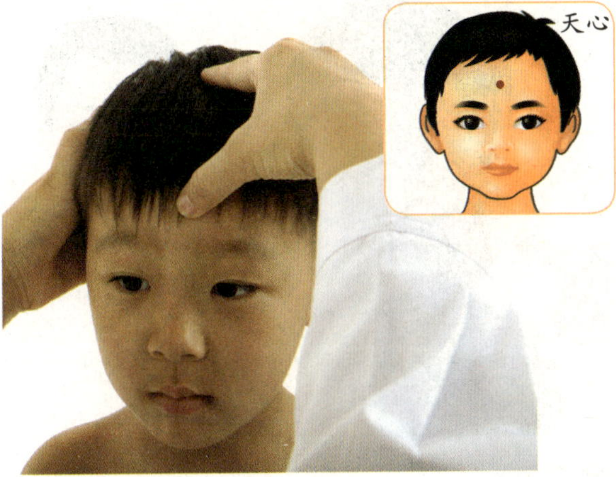

定位取穴

前额正中，天庭与眉心连线中点处。

按摩方法

用拇指的指甲掐天心30次，称掐天心；或用拇指或中指的指端螺纹面揉天心30次，称揉天心。

功效

醒脑安神，明目通窍。用于头痛、鼻塞，还可用于头晕、失眠、鼻炎等。

迎香　宝宝鼻子不再堵

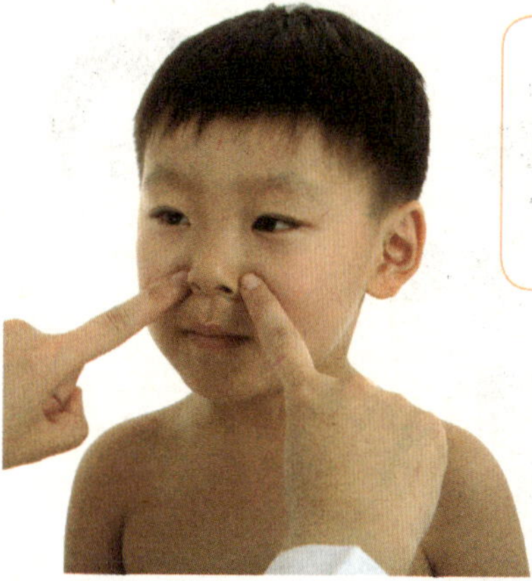

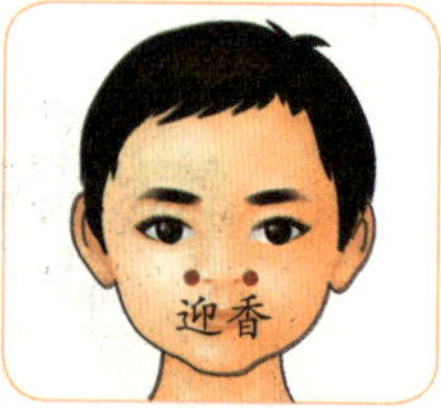

定位取穴

鼻翼外缘中点旁开0.5寸处，鼻唇沟中，左右各一穴。

按摩方法

用两手拇指、食指或中指指端按揉20～30次，称揉迎香。

功效

通鼻窍，宣肺气，止痛解表。多用于感冒或慢性咽炎引起的鼻塞流涕、呼吸不畅，还可用于头痛、鼻出血、鼻炎等。

天柱骨

温阳散寒止呕吐

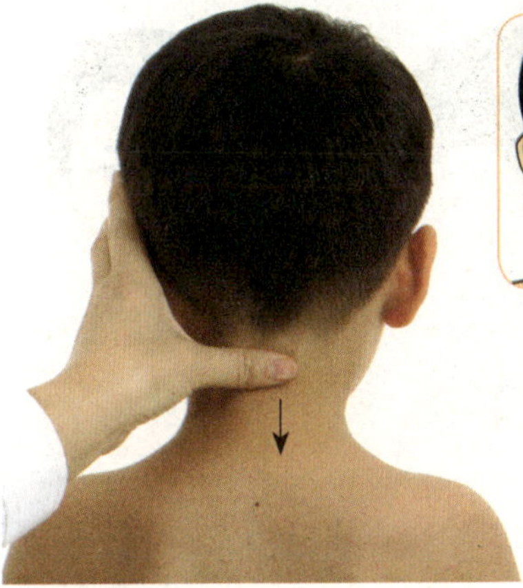

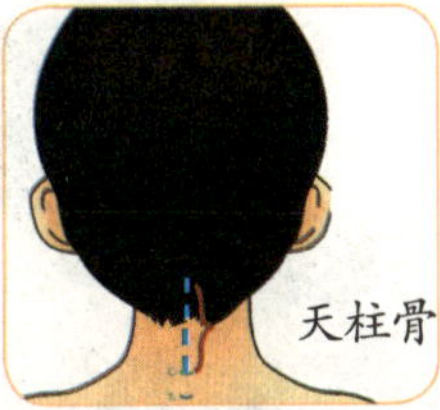

定位取穴

在颈后区，发际正中至大椎穴成一条直线。

按摩方法

用拇指或食指、中指自上而下直推天柱骨100～500次，称推天柱。

功效

祛风利咽，温阳散寒，降逆止呕。用于恶心、呕吐，多与横纹推向板门、揉中脘等合用；用于外感发热、颈项强痛，多与拿风池、掐揉二扇门合用。

攒竹

醒脑安神解烦躁

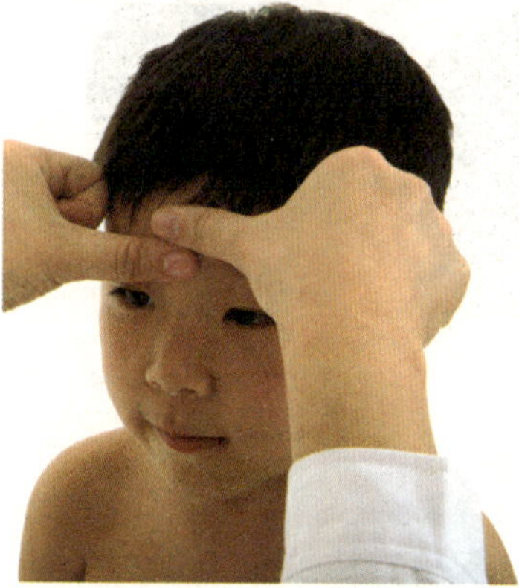

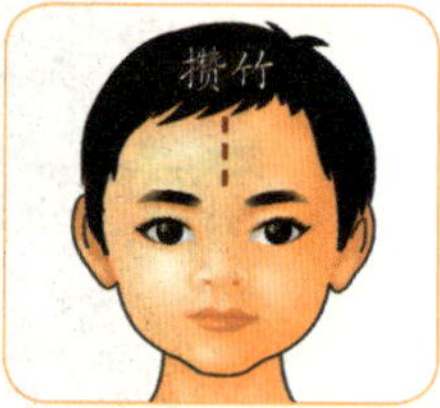

定位取穴

眉心至前发际成一条直线。

按摩方法

用两手的拇指自上而下交替直推30～50次，称推攒竹，亦称开天门。

功效

疏风解表，醒脑安神，镇静除烦。常用于外感发热、头痛等。

爱心提醒 体质虚弱或佝偻病患儿慎用。

眉心

快速缓解感冒头痛

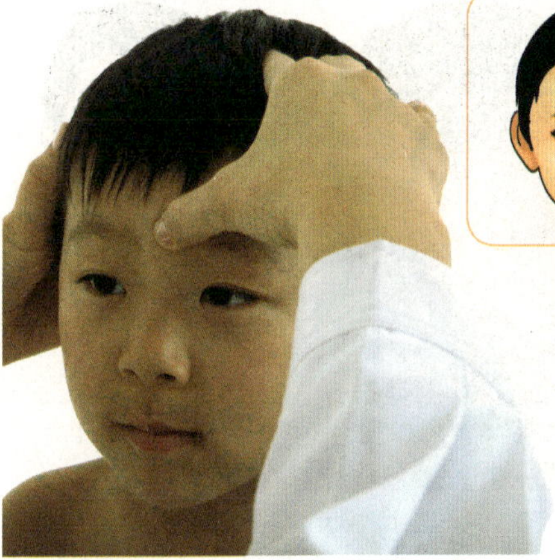

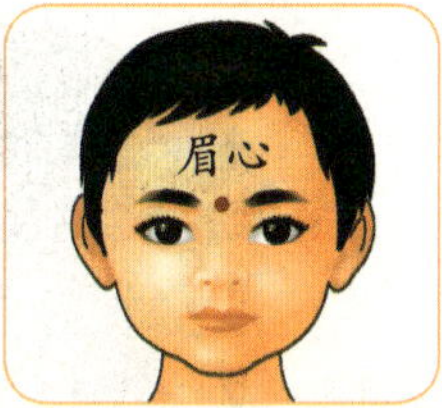

定位取穴

两眉内侧端连线的中心点处。

按摩方法

用拇指的指甲在眉心处掐3～5次，称掐眉心；或用拇指指端螺纹面揉20～30次，称揉眉心。

功 效

醒脑安神，明目通窍，镇惊通络。多用于头痛、感冒、惊风。

人中

紧急情况有特效

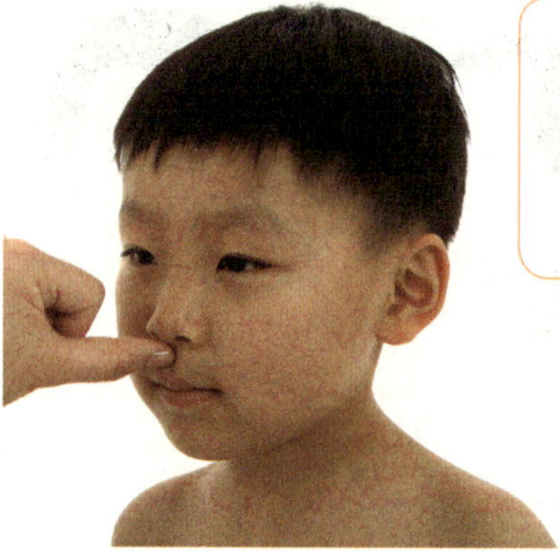

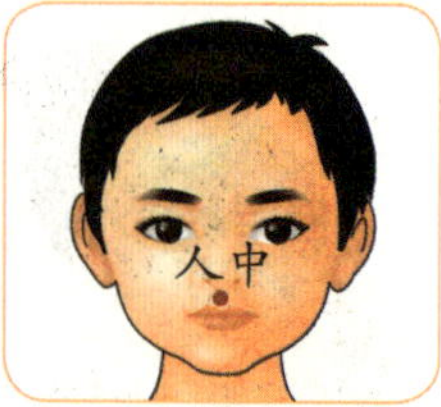

定位取穴

上唇沟正中线上1/3与下2/3交界处。

按摩方法

用拇指指甲掐5～10次，或掐至醒过来为止，称掐人中。

功效

醒脑开窍。用于中暑、窒息、惊厥、抽搐等的急救。

爱心提醒 掐人中后通常要用揉法缓解疼痛。

坎宫

孩子的护眼小卫士

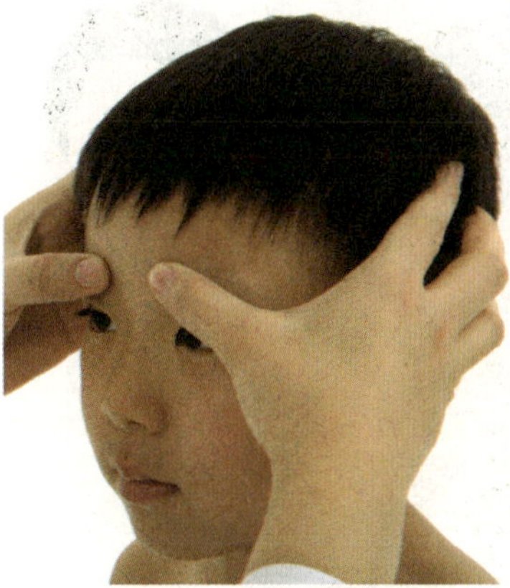

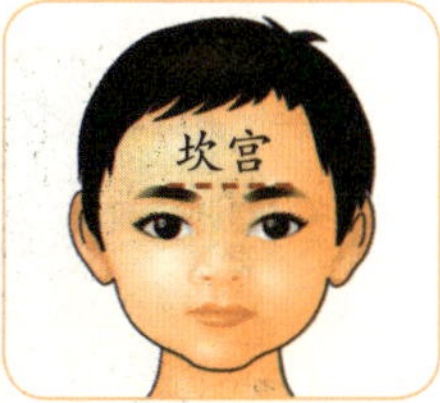

定位取穴

自眉头起经眉毛至眉梢成一横线。

按摩方法

用两手的拇指自眉心向两侧眉梢分推30～50次，称推坎宫，亦称“分头阴阳”。

功效

疏风解表，醒脑明目。用于外感发热、目赤痛、头痛等，多与推攒竹、揉太阳、揉高骨合用，合称为“治外感四大手法”。

准头

宝宝惊风掐几下

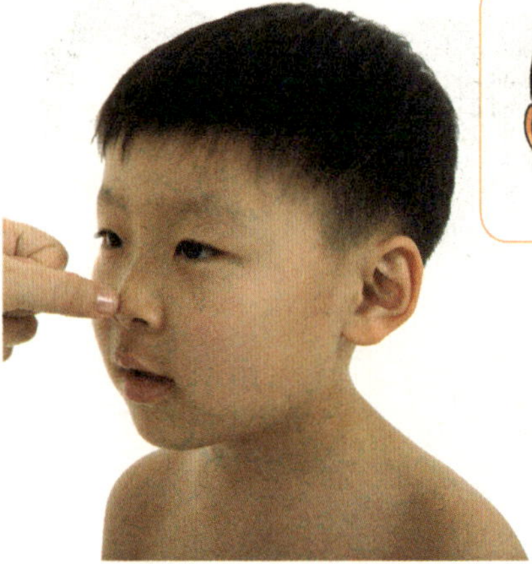

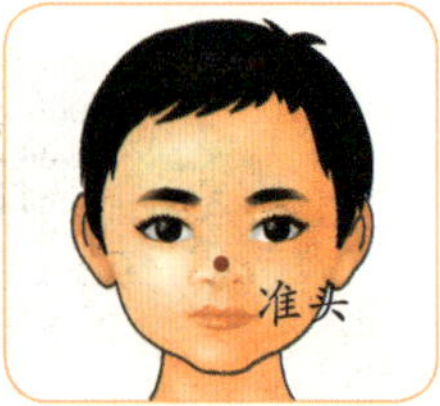

定位取穴

鼻头尖端。

按摩方法

用拇指指甲掐准头3～5次，称掐准头。

功 效

祛风解表。用于治疗惊风，多与掐天庭至承浆合用；用于鼻出血，多与掐上星、掐迎香合用；用于昏厥，多与按揉内关、足三里合用。

风池 发汗解表效果好

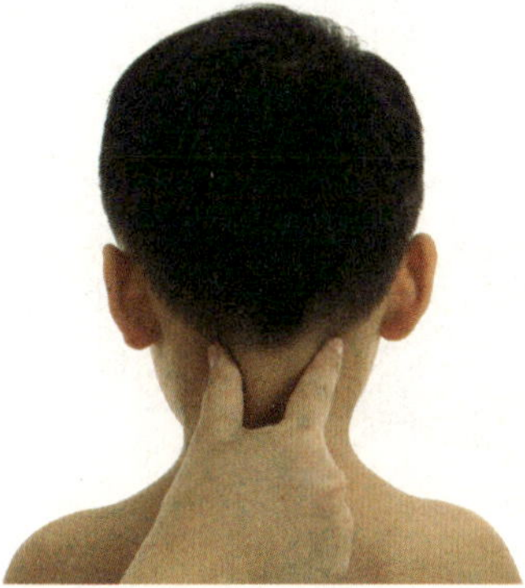

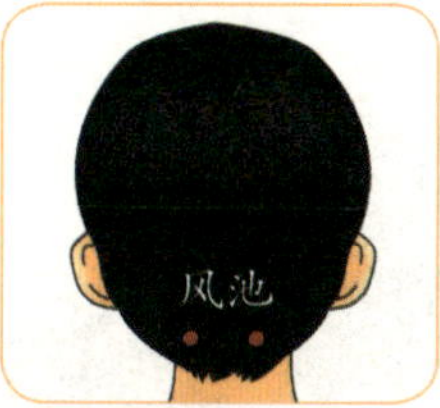

定位取穴

在颈后，枕骨之下，胸锁乳突肌上端与斜方肌之间的凹陷中。

按摩方法

用拇指、食指或拇指、中指螺纹面相对用力，拿或拿揉5～10次，称拿风池或拿揉风池。

功效

祛风散寒，解表止痛。用于感冒头痛、发热，多与推攒竹、掐揉二扇门合用，还可用于落枕、背痛、目眩、近视等。

心经

心静自然凉

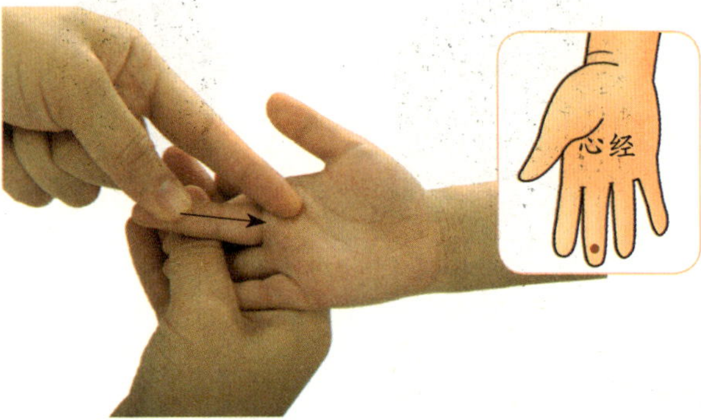

定位取穴

双手中指末节螺纹面。

按摩方法

用拇指螺纹面旋推孩子中指螺纹面50～100次，称补心经；或从指端向指根方向直线推动100～300次，称清心经。两者统称推心经。

功效

通常心经宜清不宜补。清心经可清热祛火，用于心火亢盛引起的神昏高热、目赤烦热、小便短赤、惊恐不安。

肝经 让宝宝不再心烦不安

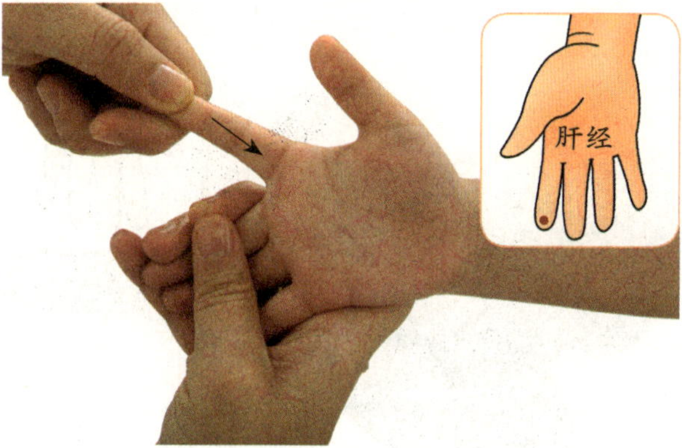

定位取穴

双手食指末节螺纹面。

按摩方法

用拇指螺纹面旋推孩子食指螺纹面50~100次，称补肝经；向指根方向直推肝经100~500次，称清肝经。两者统称推肝经。

功效

肝经宜清不宜补。清肝经可平肝泻火、息风镇静、解郁除烦，用于烦躁不安、惊风、目赤咽干、五心烦热。

肺经

让宝宝畅快呼吸

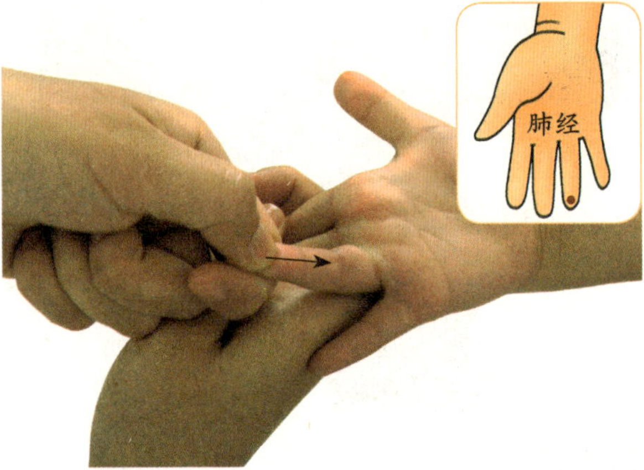

定位取穴

双手无名指末节螺纹面。

按摩方法

用拇指螺纹面旋推肺经100～500次，称补肺经；或向无名指指根方向直推肺经100～300次，称清肺经。两者统称推肺经。

功效

补肺经可以补益肺气；清肺经可宣肺化痰、疏风解表、化痰止咳。

胃经 让宝宝胃口大开

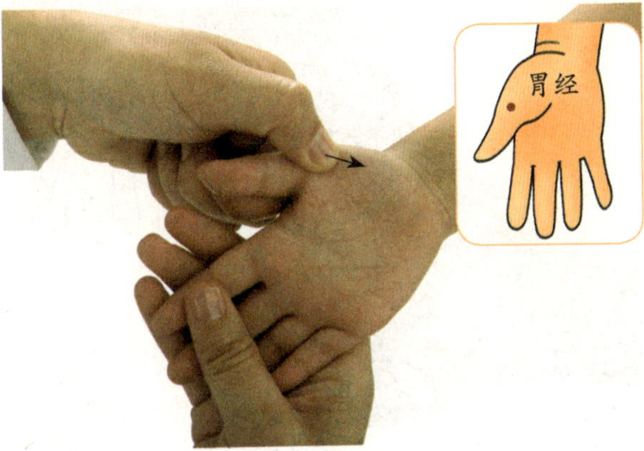

定位取穴

拇指掌面近掌端处，或大鱼际桡侧赤白肉际处。

按摩方法

以拇指指端自大鱼际桡侧从指根向掌根方向直推100~500次，称补胃经。以拇指螺纹面沿孩子近掌端第一节从指间关节向指尖方向直推100~500次，称清胃经。两者统称为推胃经。

功 效

补胃经可健脾胃、助消化，多用于食欲不振、消化不良等。清胃经可清热化湿、和胃降逆。

脾经

脾不薄弱，吃饭更香

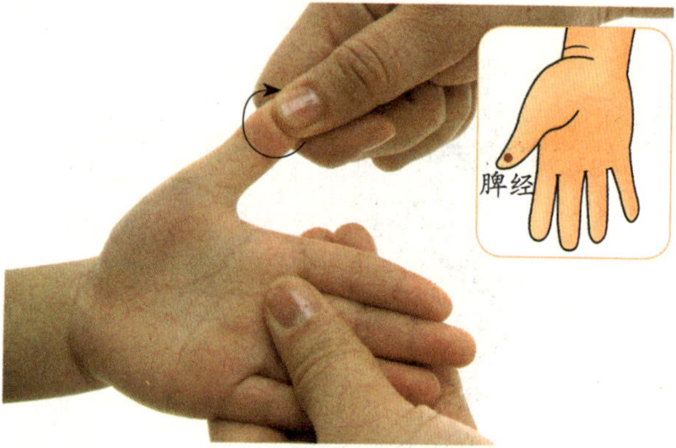

定位取穴

双手拇指末节的螺纹面，或拇指的桡侧缘。

按摩方法

用一只手持孩子4指以固定，另一只手用拇指螺纹面旋推脾经100～500次，称补脾经。用拇指指端由指根方向直推向拇指螺纹面推100～300次，称清脾经。补脾经和清脾经统称为推脾经。

功效

补脾经可以健脾补气；清脾经能清热利湿、化痰止呕等。

肾经

精力充沛身体好

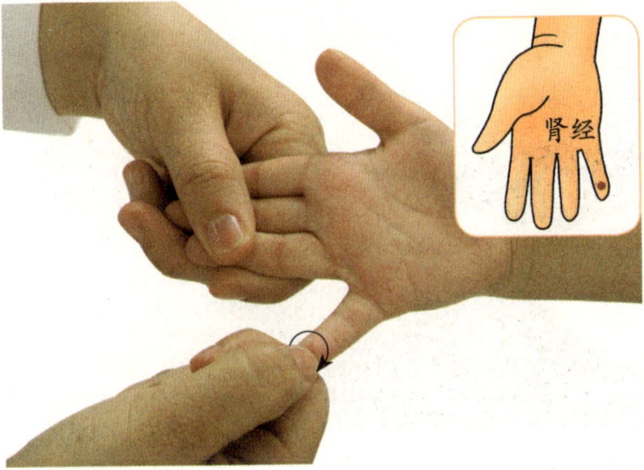

定位取穴

双手小指末节螺纹面。

按摩方法

用拇指螺纹面旋推孩子小指末节螺纹面100～600次，称补肾经；或向小指指根方向直推肾经50～100次，称清肾经。两者统称推肾经。

功效

临床上多用补法，补肾经可补益肾气、健脑温阳，多用于久病体虚、肾虚久泻、尿频、遗尿等。

大肠

便秘、腹泻全推走

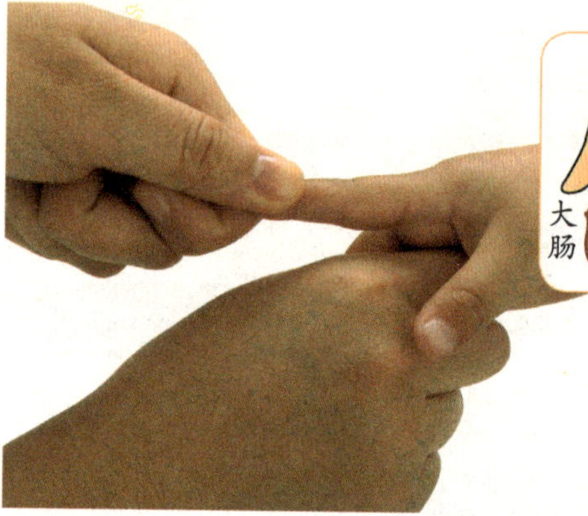

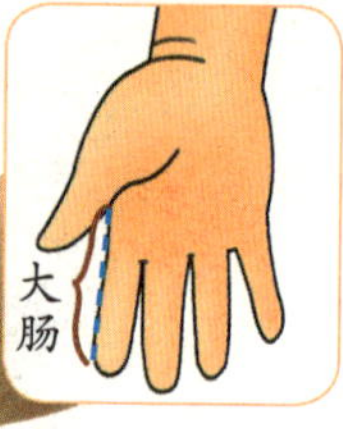

定位取穴

双手食指桡侧缘，自食指指尖至虎口成一条直线。

按摩方法

用拇指螺纹面由孩子的食指指尖直推至虎口，推100～500次，称补大肠。从虎口直推至食指指尖，推100～500次，称清大肠。两者统称推大肠。

功效

补大肠能温中止泻、涩肠固脱，用于虚寒腹泻、脱肛等。清大肠能清利脏腑、除湿导积，用于痢疾、便秘等。

小肠

小便通畅不遗尿

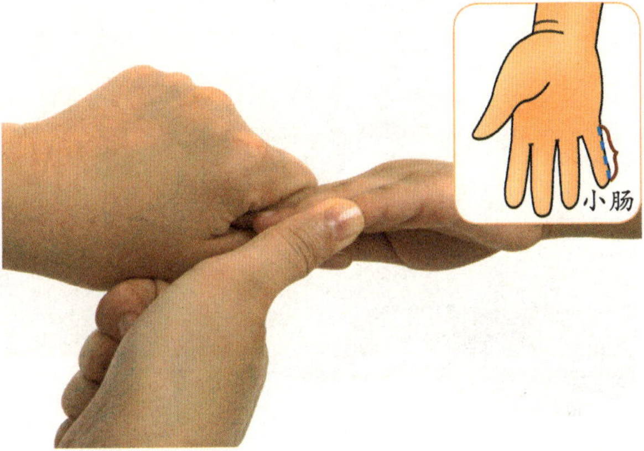

定位取穴

双手小指尺侧边缘，自指尖至指根成一条直线。

按摩方法

用拇指螺纹面从小指指尖直推至指根处，推100～500次，称补小肠。从指根直推向指尖处，推100～500次，称清小肠。两者统称推小肠。

功效

补小肠多用于虚寒多尿、遗尿。清小肠多用于小便短赤、遗尿、腹泻、尿闭等。

四横纹

脾胃调和不腹胀

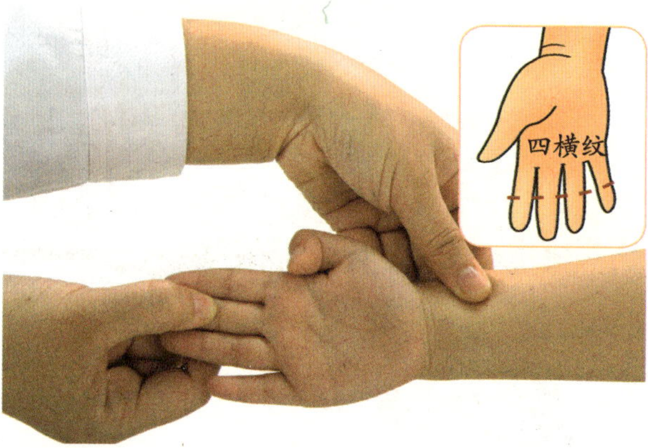

定位取穴

双手掌面，食指、中指、无名指、小指第一指间关节横纹处。

按摩方法

用拇指指甲依次掐四横纹3～5次，称掐四横纹；或让孩子四指并拢，用拇指螺纹面依次从食指横纹推向小指横纹100～300次，称推四横纹。

功效

退热除烦，散结行气，健脾和胃，除胀导滞。多用于胸闷痰喘、疳积腹胀、气血不和、消化不良。

小天心

长于清热与安神

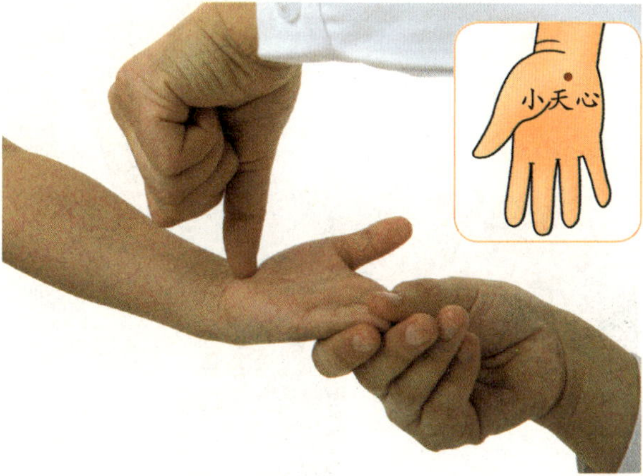

定位取穴

双手大鱼际与小鱼际交点处凹陷中。

按摩方法

用中指指端揉小天心100～150次，称揉小天心。用拇指指甲掐3～5次，称掐小天心。用中指指尖或屈曲的指间关节捣10～30次，称捣小天心。

功效

揉小天心清热镇惊、安神明目。掐、捣小天心镇惊安神，多用于惊风、抽搐等。

天河水

宝宝上火就找它

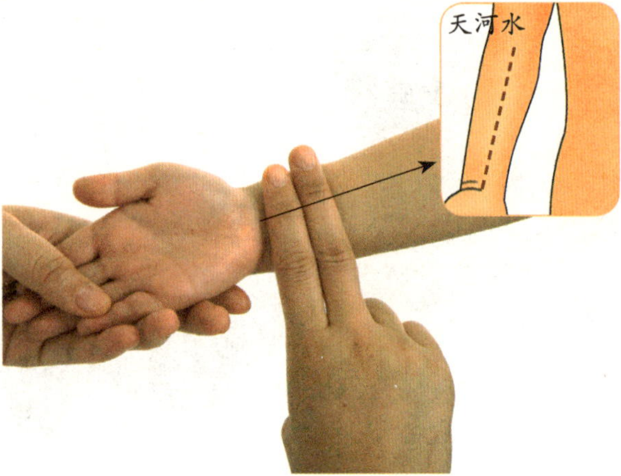

定位取穴

前臂正中，总筋至洪池（曲泽）成一条直线。

按摩方法

用一手食指、中指指面从腕推向肘，推100～500次，称清（推）天河水。

功效

清热解表，祛火清心。多用于外感风热所致的感冒发热、头痛、恶风、咽痛等。

上马

补肾滋阴，通利小便

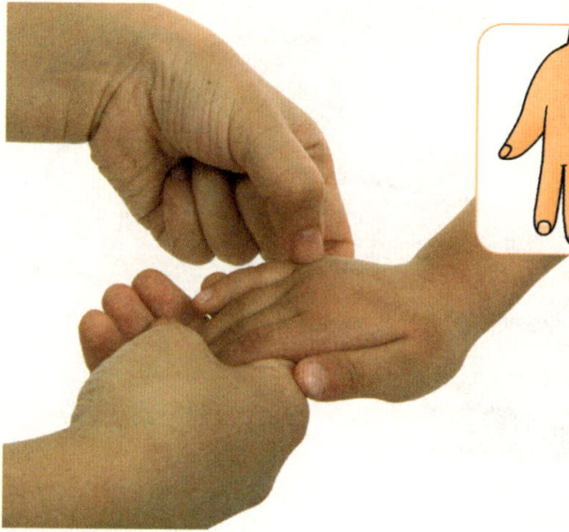

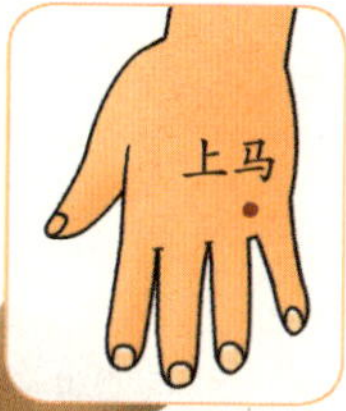

定位取穴

在双手手背无名指与小指掌指关节后的凹陷中。

按摩方法

用一只手拇指指甲掐穴位3～5次，称掐上马。用拇指指端揉穴位100～500次，称揉上马。

功效

滋阴补肾，理气散结，利尿通淋。多用于阴虚阳亢、潮热烦躁、牙痛、小便赤涩淋沥等。

肾顶

调理盗汗有一套

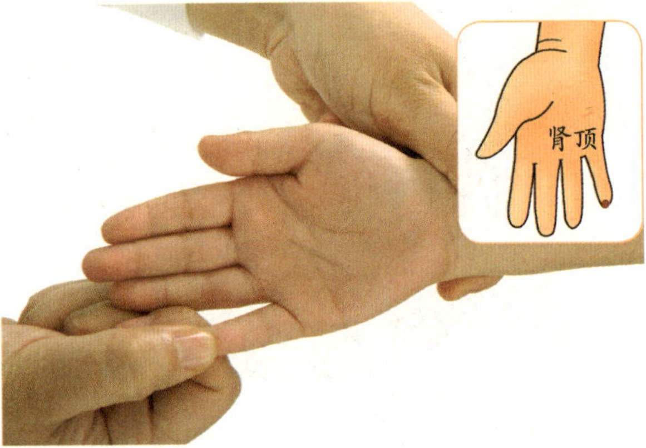

定位取穴

双手小指指端。

按摩方法

用中指或拇指指端按揉100～500次，称揉肾顶。

功效

敛气滋阴，固表收汗。多用于自汗、盗汗或汗流不止。

爱心提醒 给宝宝按揉的时候要注意力度，以免宝宝产生不舒服的感觉。

大横纹

平衡阴阳调气血

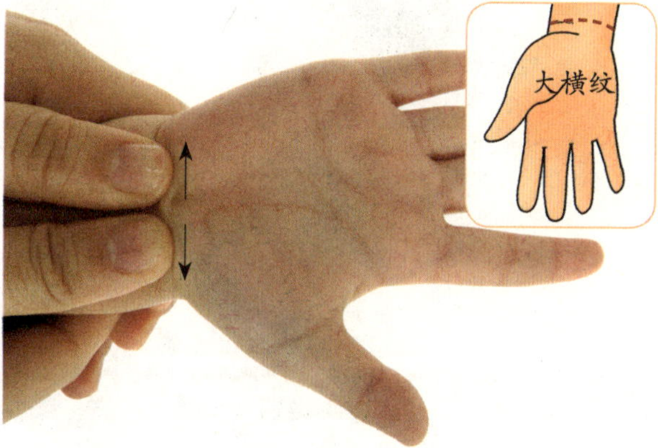

定位取穴

双手掌面，掌后腕横纹处。近拇指端称阳池，近小指端称阴池。

按摩方法

用双手拇指自掌后横纹中点（总筋）向两旁分推大横纹30～50次，称分推大横纹，又称分阴阳。从两旁（阴池、阳池）向总筋合推大横纹30～50次，称合阴阳。

功 效

消积导滞，化痰散结。多用于腹泻、呕吐等。

六腑

专攻各种实热病症

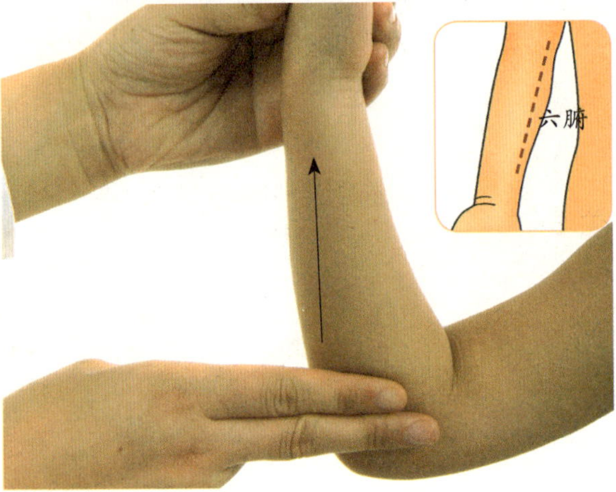

定位取穴

在前臂尺侧（掌侧面），自阴池至肘成一条直线。

按摩方法

用拇指或食指、中指指腹自肘部推向手腕，推100～500次，称退六腑或推六腑。

功效

清热凉血，消肿解毒。多用于高热、惊风、脏腑积热郁滞、腮腺炎、口疮、咽痛、便秘等实热病症。

外劳宫

感冒流涕就找它

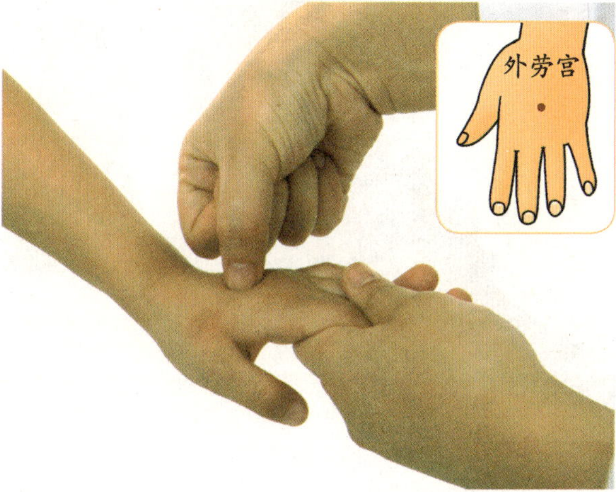

定位取穴

在双手背，与内劳宫相对。

按摩方法

用一手拇指或中指揉穴位100～300次，称揉外劳宫。用拇指指甲掐3～5次，称掐外劳宫。

功效

温阳散寒，发汗解表。多用于外感风寒、鼻塞流涕、脏腑积寒、腹痛、腹泻、疝气、遗尿等。

板门

宝宝脾胃不适的救星

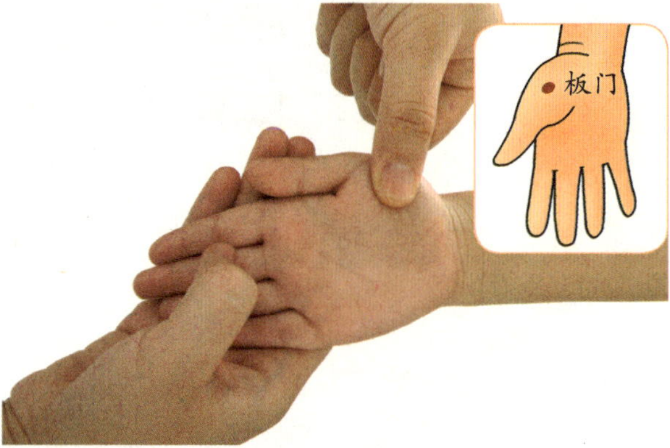

定位取穴

双手掌大鱼际平面。

按摩方法

用拇指指端揉大鱼际平面50～100次，称揉板门或运板门。用拇指螺纹面或桡侧缘自指根推向腕横纹，推100～300次，称板门推向横纹；反向推100～300次，称横纹推向板门。

功效

揉板门多用于食欲不振、腹泻、呕吐等。板门推向横纹多用于止泻。横纹推向板门多用于止呕。

小横纹

口疮疼痛不再有

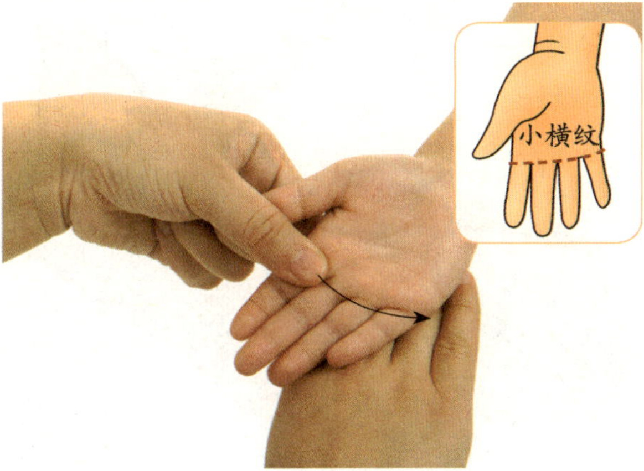

定位取穴

双手掌面五指指根节横纹处。

按摩方法

用一只手拇指的指甲自食指横纹至小指横纹依次掐3～5次，称掐小横纹。用一手拇指桡侧从食指横纹处推向小指横纹处，推100～150次，称推小横纹。

功 效

退热，散结，消胀。多用于脾胃热结、气盛烦躁、口疮唇裂、腹胀和咳嗽等。

十宣 昏厥、抽搐逐个掐

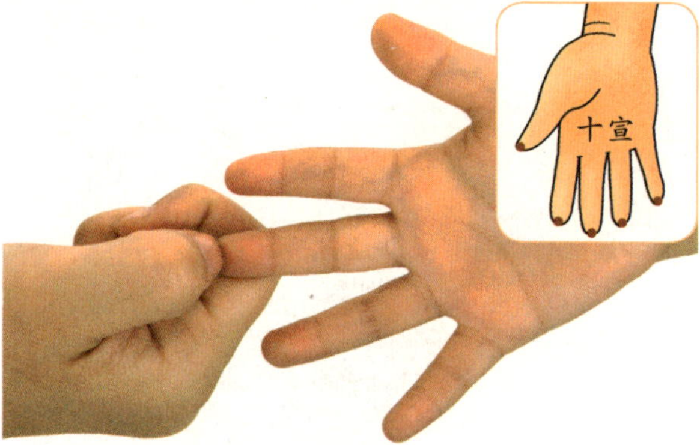

定位取穴

双手十指尖端，正中处，距指甲游离缘0.1寸，左右各5穴。

按摩方法

用拇指指甲逐一掐指端的十宣，每个手指掐3～5下，或醒后即止，称掐十宣。

功效

醒神开窍，清热止躁。常与掐人中合用于急救，主治惊风、抽搐、昏厥、烦躁不安、神呆等。

合谷 面口疾病它来收

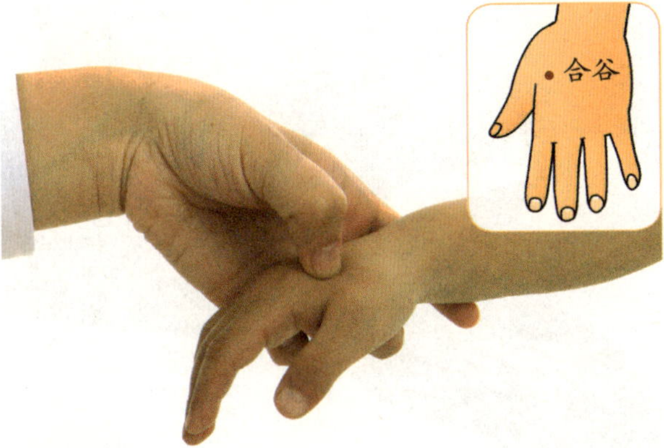

定位取穴

在手背上，第1、2掌骨之间，近第2掌骨桡侧的中点处。

按摩方法

一手持孩子手部，使其手掌桡侧在上，另一手食指、中指固定孩子腕部，用拇指指甲掐穴位处，继而揉之，如此掐揉5～20次，称为掐揉合谷。用拇指及中指螺纹面相对用力拿捏，称拿合谷。

功效

多用于外感风寒、鼻塞流涕、疝气、遗尿等。

内劳宫

清心、肾两经虚热

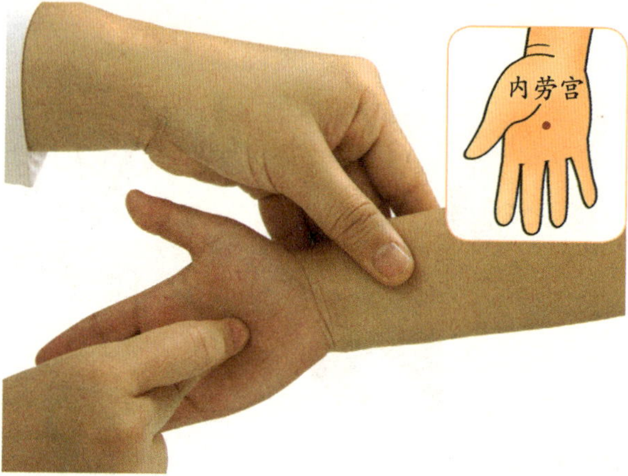

定位取穴

处于双手掌心中，屈指时中指与无名指指端之间的中点。

按摩方法

用拇指指端或中指指端揉内劳宫100～300次，称揉内劳宫。

功效

清热除烦，多用于心经有热引起的口舌生疮、齿龈糜烂、发热、烦渴等。

总筋 上火牙痛求助它

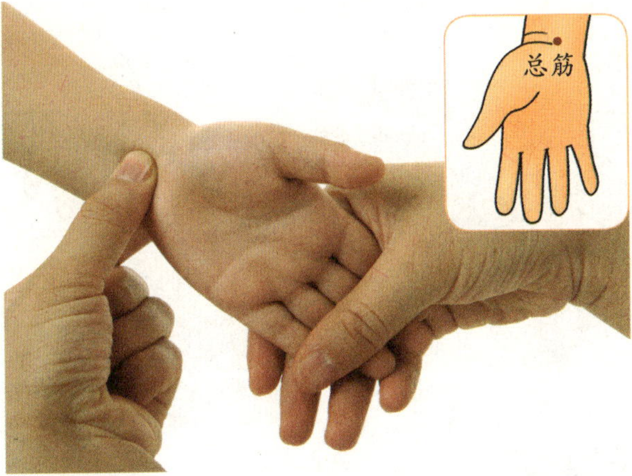

定位取穴

在双手掌后，腕横纹中点处。

按摩方法

一手拇指指端按揉穴位100～300次，称揉总筋。用拇指指甲掐穴位3～5次，称掐总筋。

功效

揉总筋可清热泻火、散结止痉、通调气机，多用于口舌生疮、牙痛、夜啼、潮热等实热证。掐总筋可镇惊止痉，多用于惊风、抽搐等。

五指节 能让宝宝更聪明

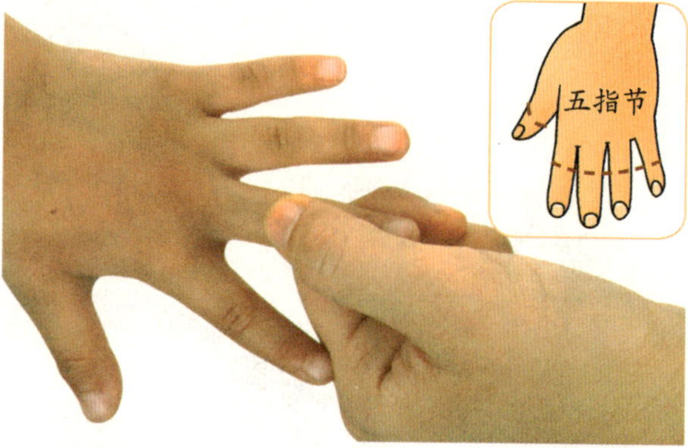

定位取穴

双手掌背五指第一指间关节。

按摩方法

用拇指指甲依次掐之，每个穴位掐3～5次，然后再依次揉30～50次，称掐揉五指节；或用拇指螺纹面揉五指节30～50次，称揉五指节。

功效

安神镇惊，通窍祛痰，促进孩子智力发育。掐五指节多用于惊风、惊吓不安等；揉五指节多用于胸闷、咳喘等。

一窝风

祛寒消积止腹痛

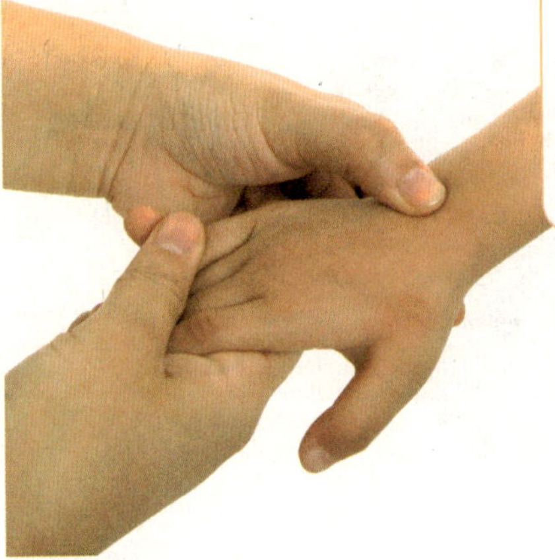

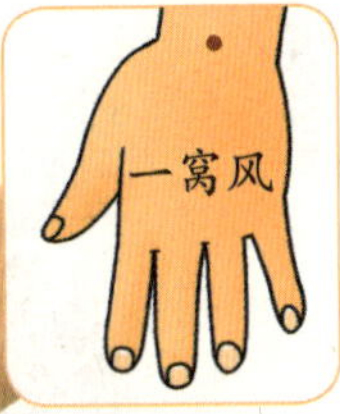

定位取穴

双手手背腕横纹正中凹陷处。

按摩方法

一手持孩子手部，另一手以中指指端或拇指指端按揉穴位处100～300次，称揉一窝风。

功效

温中理气，止痛消积，通利关节。多用于受寒、食积引起的腹痛以及寒邪滞留经络引起的痹痛。

内八卦

巧运八卦理气消食

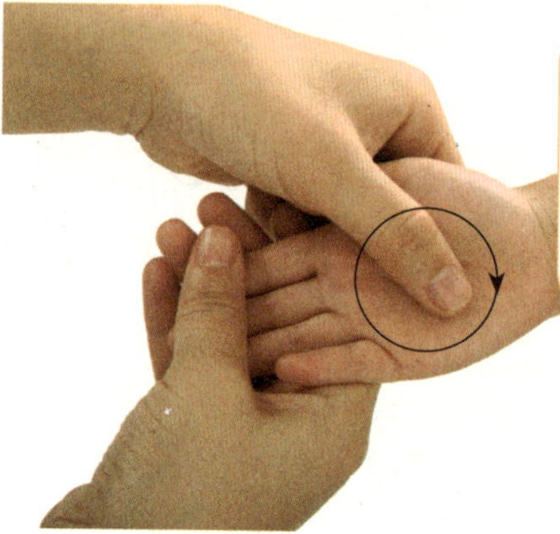

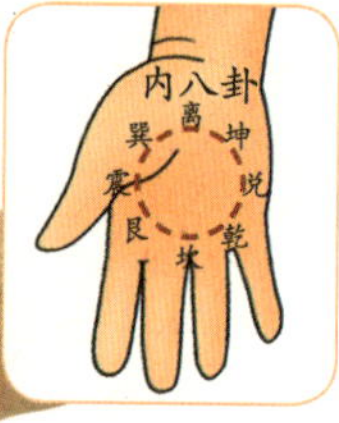

定位取穴

在双手掌面，以掌心为圆心，从圆心至中指根横纹的2/3处为半径作圆周，八卦穴即分布在此圆周上，分别为乾、坎、艮、震、巽、离、坤、兑。

按摩方法

用一手拇指螺纹面顺时针掐运穴位处100～500次，称顺运内八卦，逆时针掐运100～500次称逆运内八卦。两者统称运内八卦。

功效

止咳化痰，消食化滞。多用于咳嗽、呕吐等。

三关 行气散寒，驱逐感冒

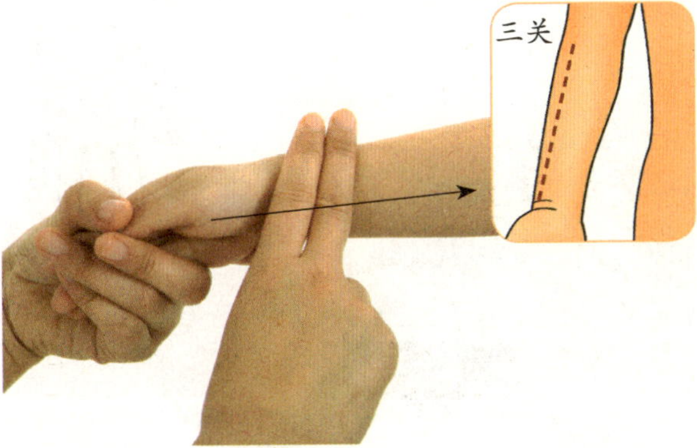

定位取穴

前臂桡侧缘（靠拇指的一侧），自阳池至曲池成一条直线。

按摩方法

一手用拇指桡侧面或食指、中指指面自腕向肘推100～300次，称推三关。屈孩子拇指，自拇指外侧向肘直推100～300次，称大推三关。

功效

温阳散寒，发汗解表。用于气血虚弱、食欲不佳、腹痛、腹泻、呕吐及风寒感冒、怕冷无汗等。

二扇门

发汗退热效果好

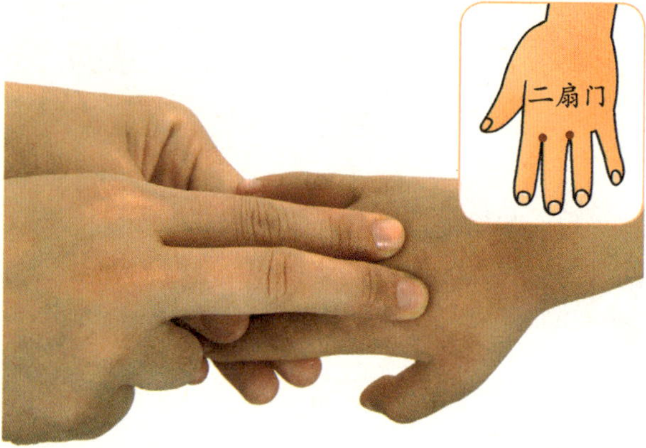

定位取穴

在双手手背，中指与食指、中指与无名指之间的凹陷处。

按摩方法

用一手拇指指端或用食指、中指指端同时揉穴位处，称揉二扇门；或用两手固定孩子的腕部，两手拇指指端掐穴位3～5次，称掐二扇门。

功效

发汗解表，退热平喘。多用于外感风寒。

百虫

舒筋活络止抽搐

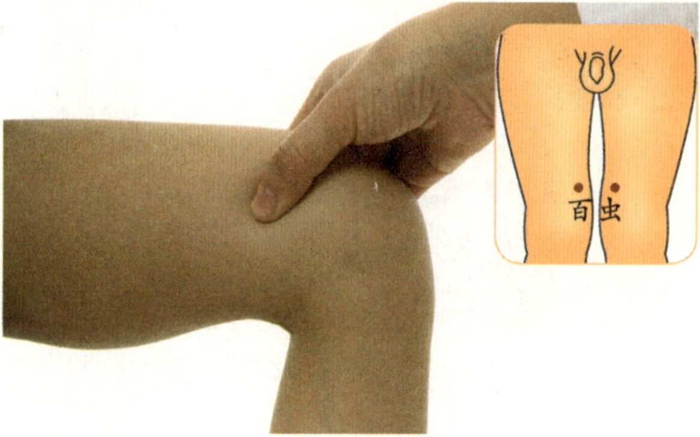

定位取穴

在膝上内侧肌肉丰厚处，髌骨内上缘2.5寸处。

按摩方法

用拇指的指端稍用力按揉穴位处10～30次，称揉按百虫。用拇指和食指、中指指端提拿穴位3～5次，称拿百虫。

功效

疏通经络，平肝止痛。多用于四肢抽搐、下肢瘫痪、痹痛、惊风等。

足三里

强身健体的要穴

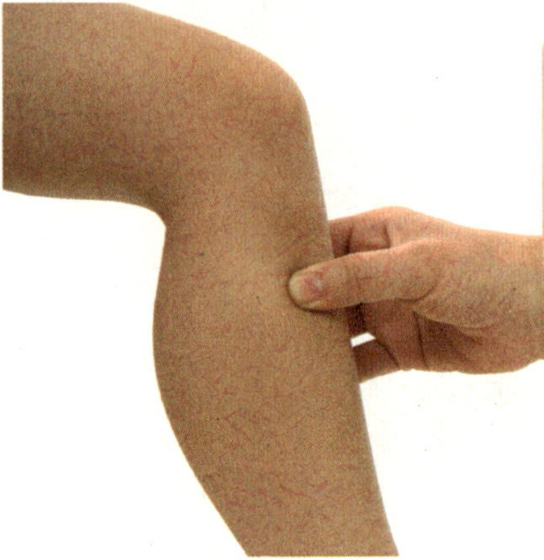

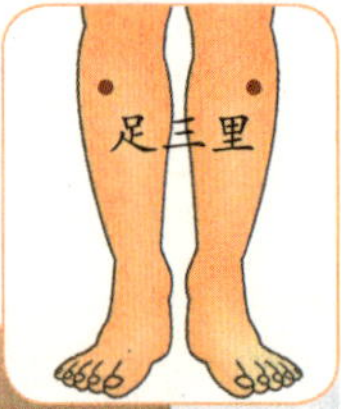

定位取穴

在小腿前外侧，膝盖外侧凹陷直下3寸，距胫骨前嵴约1横指处。

按摩方法

用拇指的指端或螺纹面稍用力按揉20～100次，称按揉足三里。

功效

健脾益胃，调中理气，通经活络，消积导滞，强身健体。多用于腹胀、腹痛、呕吐、泄泻等。

后承山

通经络，止抽搐

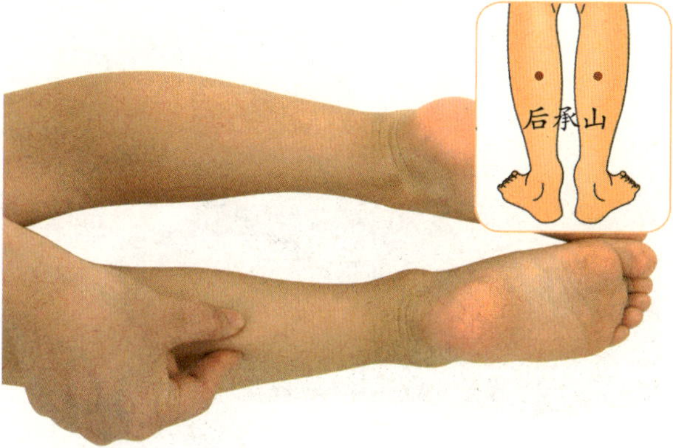

定位取穴

在小腿后侧正中，腓肠肌肌腹交界之尖端，委中穴直下8寸，人字形凹陷处。

按摩方法

用拇指、食指指端夹持住穴位处的肌腱，稍用力提捏3～5下，称拿后承山。

功 效

通经活络，止抽搐。多用于惊风、抽搐、下肢无力、腿痛、转筋等。

箕门

利小便，通大便

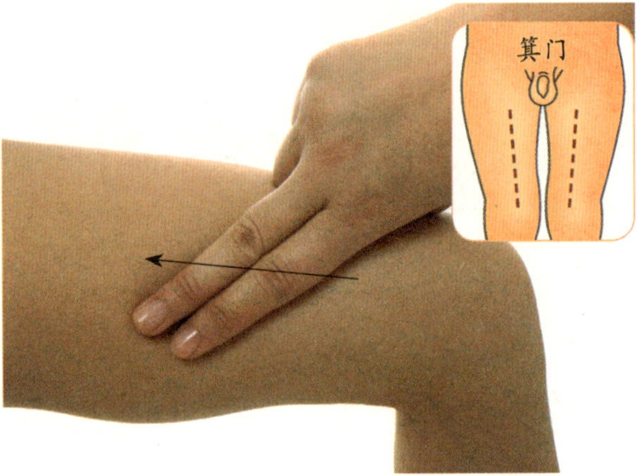

定位取穴

在大腿的内侧，膝盖上缘至腹股沟，成直线状。

按摩方法

用食指、中指的指面自膝盖内侧上缘向上直推至腹股沟处，推100～300次，称推箕门。用拇指与食指、中指相对提捏该处的肌筋3～5次，称拿箕门。

功效

利尿清热。推箕门多用于小便不利、腹泻无尿等；拿箕门多用于股内痛。

前承山

治疗下肢抽搐效果佳

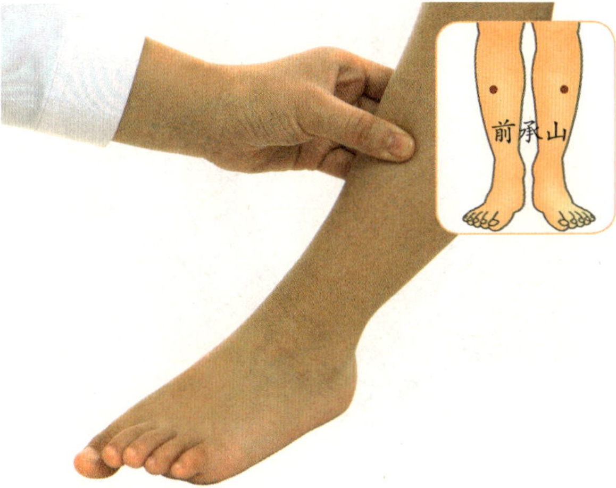

定位取穴

在小腿胫骨旁，约膝下8寸，与后承山相对处。

按摩方法

用拇指指甲掐穴位处3～5次，称掐前承山；或者用拇指螺纹面揉穴位处30次左右，称揉前承山。

功效

行气通络，清火息风，安神定惊。多用于惊风、下肢抽搐、肌肉萎缩等。

涌泉

聪耳明目促发育

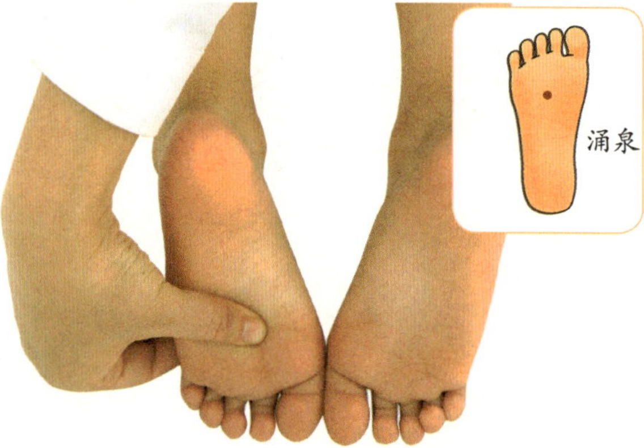

定位取穴

在足底约当足底第2、3趾趾缝纹头端与足跟连线的前1/3与后2/3交点处。

按摩方法

用拇指螺纹面从穴位处向足趾方向直推100～400次，称推涌泉。用拇指螺纹面稍用力在穴位处揉30～50次，称揉涌泉。用拇指指甲稍用力在穴位处掐3～5次，称掐涌泉。

功效

滋阴清热，聪耳明目，止吐泻，开窍醒脑。

仆参 昏厥惊风可用它

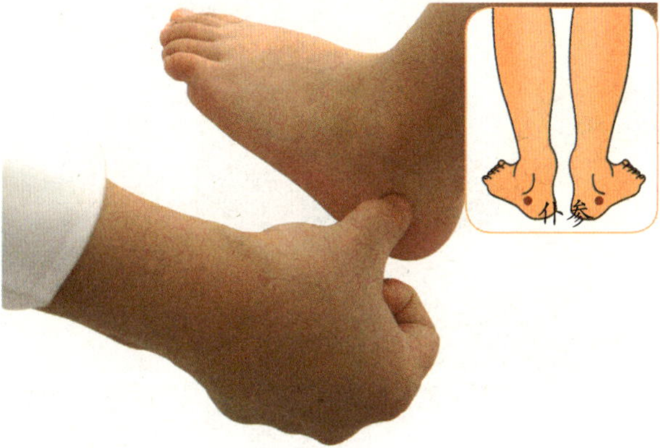

定位取穴

在足跟部，外踝后下方的凹陷处，跟骨外侧下赤白肉际凹陷中。

按摩方法

用拇指与食指、中指相对着力，稍用力在穴位上拿捏3～5次，称拿仆参。用拇指的指甲着力，稍用力在穴位上掐3～5次，称掐仆参。

功效

强筋健骨，安神定志。多用于腰痛、足跟痛、惊风等。

三阴交

调理脾胃助运化

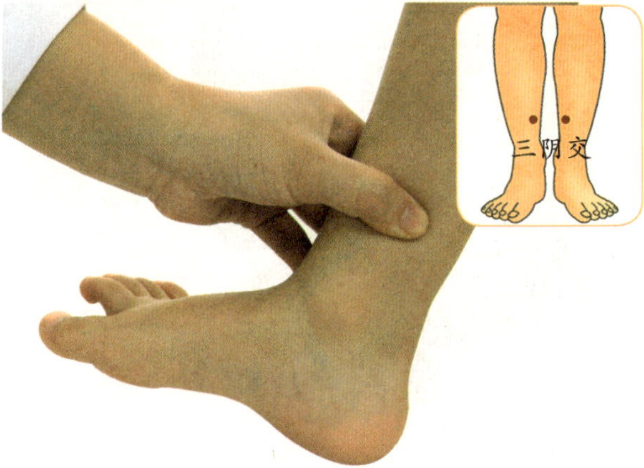

定位取穴

在小腿内侧，内踝尖直上3寸，胫骨内侧缘后方。

按摩方法

用拇指或中指的螺纹面稍用力按揉穴位处20～50次，称按揉三阴交。用拇指螺纹面自上而下或自下而上直推100～200次，称推三阴交。

功效

通经活络，行血理气，利尿除湿，健脾养胃，助消化。多用于泌尿系统疾病，如遗尿、小便频数等。

解 溪

足关节扭伤的特效穴

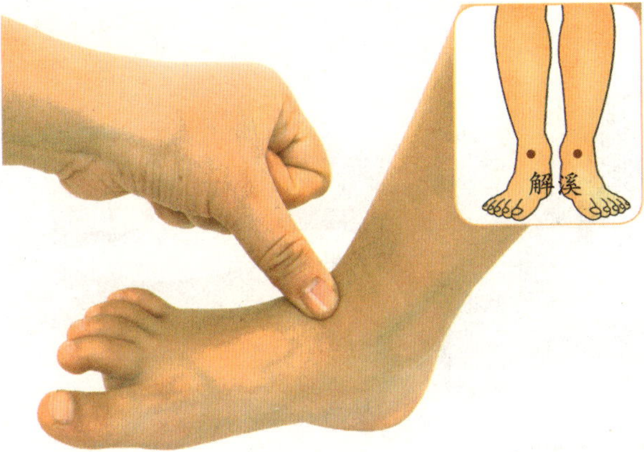

定位取穴

踝关节前横纹中点，两筋之间凹陷处。

按摩方法

用拇指指甲掐穴位3～5次，称掐解溪。用拇指的指端揉穴位50～100次，称揉解溪。

功 效

舒筋活络，清胃化痰。多用于惊风、呕吐、腹泻、踝关节屈伸不利、足下垂等。

委中

有效改善惊风与脑瘫

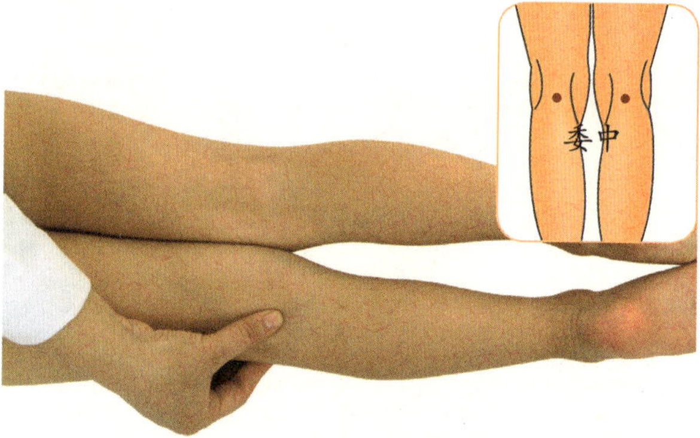

定位取穴

在腘窝中，腘横纹中点凹陷处，股二头肌腱与半腱肌腱的中间。

按摩方法

用拇指、食指指端稍用力提拿勾拨穴位处5下，称拿委中。用拇指螺纹面按揉穴位50～100次，称按揉委中。

功效

通经活络，息风止痉。多用于惊风、脑瘫、抽搐、下肢无力。

天突

调理气机止咳喘

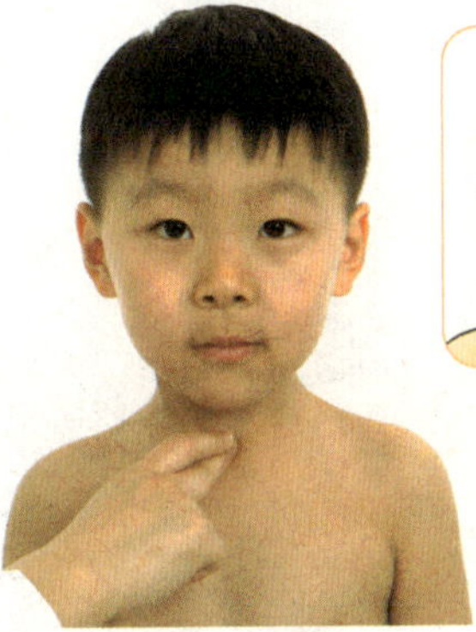

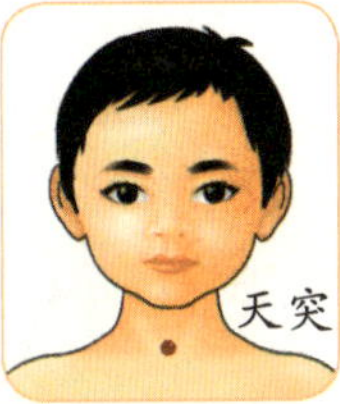

定位取穴

在颈部前正中线上，胸骨上窝中央凹陷处。

按摩方法

用中指端按揉穴位处10～30次，称按天突或揉天突。用两手拇指、食指相对捏挤天突穴10～30次，至皮下瘀血呈紫红色，称挤捏天突。

功效

宣通肺气，化痰平喘，降逆止呕。多用于痰喘、呕吐，或中暑引起的恶心、头晕等。

胁肋

消积止痛除胸闷

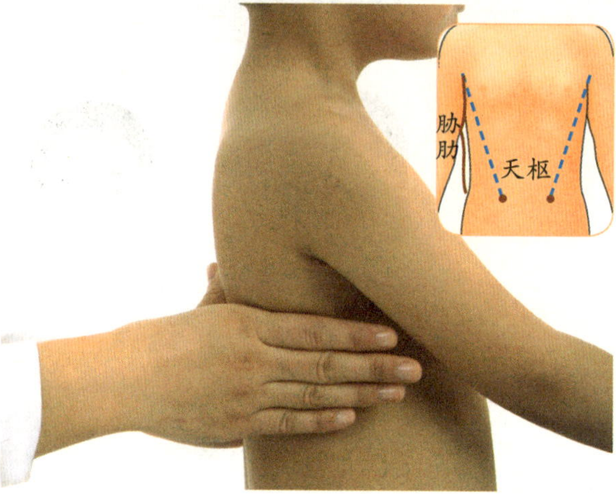

定位取穴

从腋下沿两肋至天枢穴处。

按摩方法

正坐位，用两手掌从腋下搓摩至天枢穴水平处50～100次，称搓摩胁肋。

功效

化痰理气，消积导滞，除胸闷。多用于咳嗽、气喘、小儿食积、胸闷等。

脐 揉走腹泻、腹胀与便秘

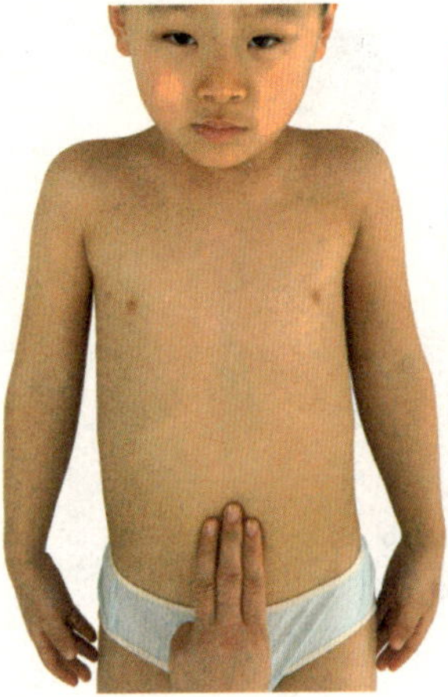

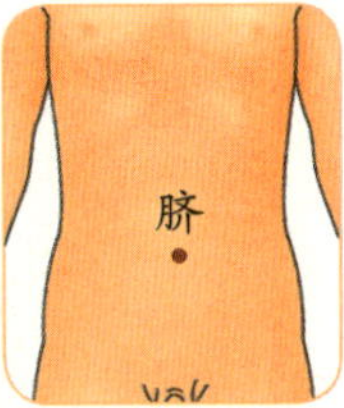

定位取穴

在肚脐处。

按摩方法

放松仰卧，用指端或掌根揉100～300次，称为揉脐；或用手掌面、指腹摩肚脐100～300次，称为摩脐。

功效

温中散寒，补血益气，健脾和胃，消积导滞。多用于肠鸣、呕吐、泄泻、便秘、腹痛、疳积等。

膻中

宽胸降逆止呕吐

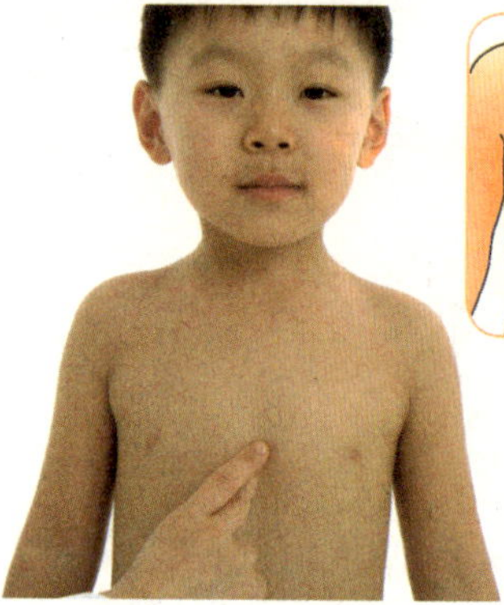

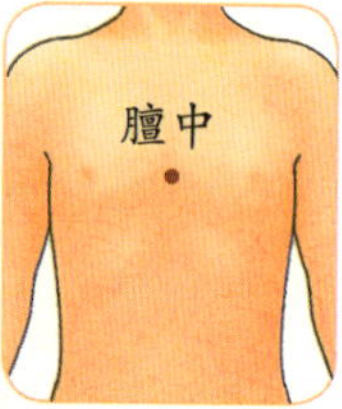

定位取穴

在胸骨正中线上，两乳头连线中点处。

按摩方法

取仰卧位，用中指指端揉穴位处50～100次，称揉膻中。用两手拇指指端从穴位处向两侧乳头分推50～100次，称分推膻中。用食指、中指自胸骨切迹向下推至剑突50～100次，称推膻中。

功效

宽胸理气，止咳化痰，降逆止呕。多用于胸闷、呕吐、咳嗽、哮喘等。

乳旁

祛痰止咳止呕吐

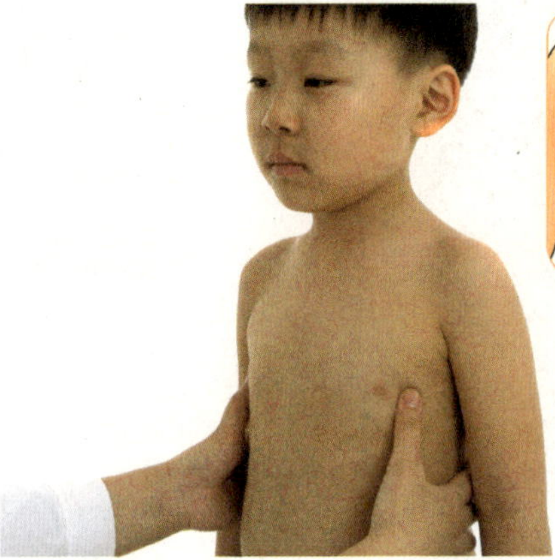

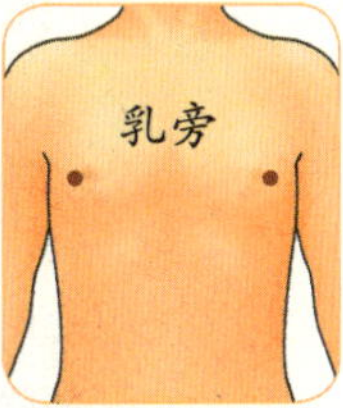

定位取穴

乳头外侧旁开0.2寸处。

按摩方法

用两手4指扶住孩子的两肋，再用双手拇指指端揉穴位处30～50次，称揉乳旁。用双手拇指、中指拿穴位3～5下，称拿乳旁。

功效

宽胸理气，止咳化痰，降逆止呕。多用于痰涎壅塞、胸闷、咳嗽、痰鸣、呕吐等。

天枢 提高消化功能要靠它

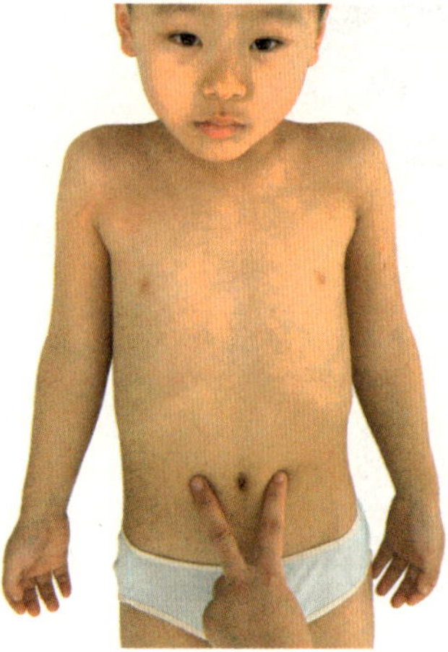

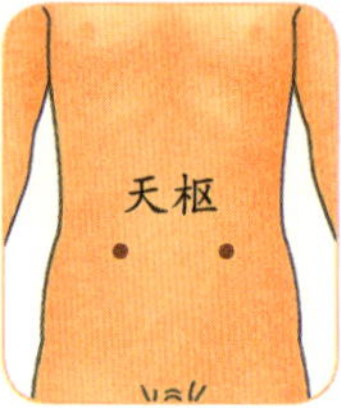

定位取穴

在腹部，脐旁开2寸处。左右各一。

按摩方法

取仰卧位，用食指、中指指端按揉左右穴位处50~100次，称揉天枢。

功 效

理气消滞，疏肠通便。多用于便秘、腹痛、腹泻、呕吐、食积等。

乳根

止咳化痰功效强

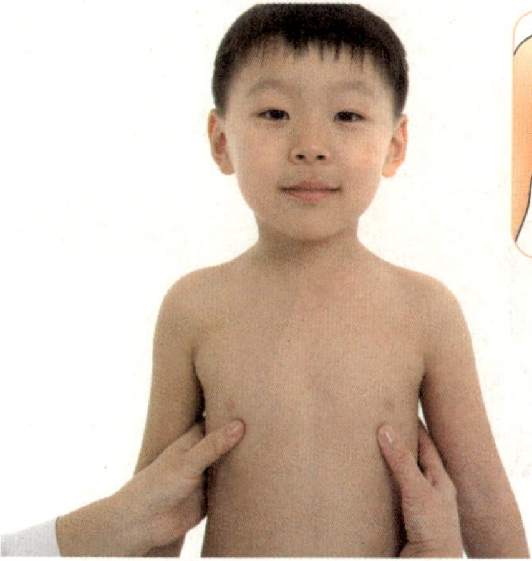

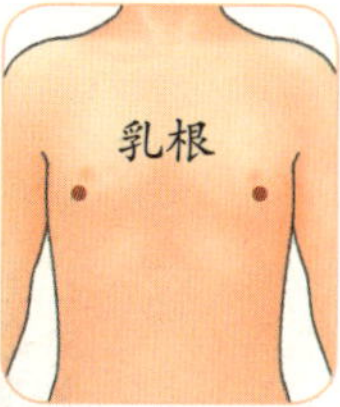

定位取穴

位于乳房根部，胸部第五肋间隙，乳头直下0.2寸。

按摩方法

用两手4指扶住孩子的两肋，再以拇指螺纹面稍用力于穴位处揉30～50次，称揉乳根。

功 效

宽胸理气，止咳化痰。多用于胸闷、咳嗽、呕吐、呃逆、痰鸣等。

腹

消食通便养脾胃

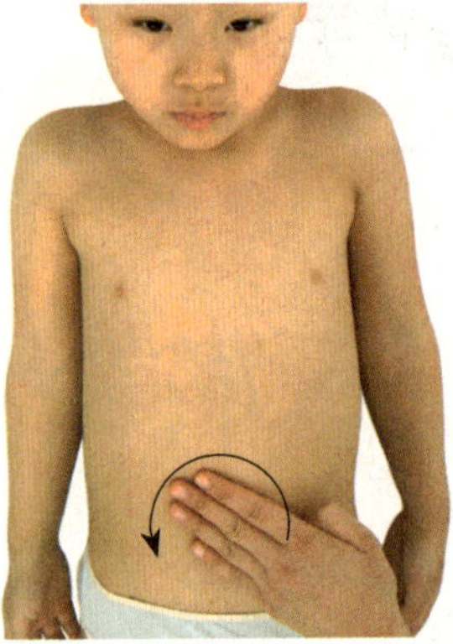

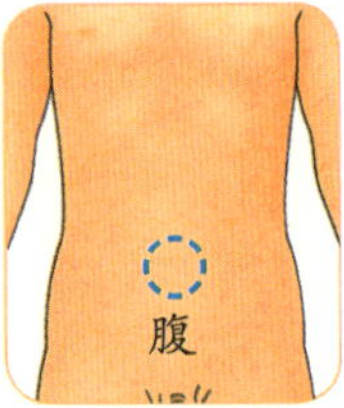

定位取穴

腹部。

按摩方法

取仰卧位，用两手拇指指端或掌根沿肋弓角边缘或自中脘至脐部，向两边分推100～200次，称分推腹阴阳。用掌面或4指的指腹摩5分钟，称摩腹，顺时针摩为泻，逆时针摩为补，往返摩为平补平泻。

功效

健脾止泻，理气消食，和胃强身，多用于乳食停滞或胃气上逆引起的恶心、腹胀、便秘、厌食症等。

肩井

孩子感冒不烦恼

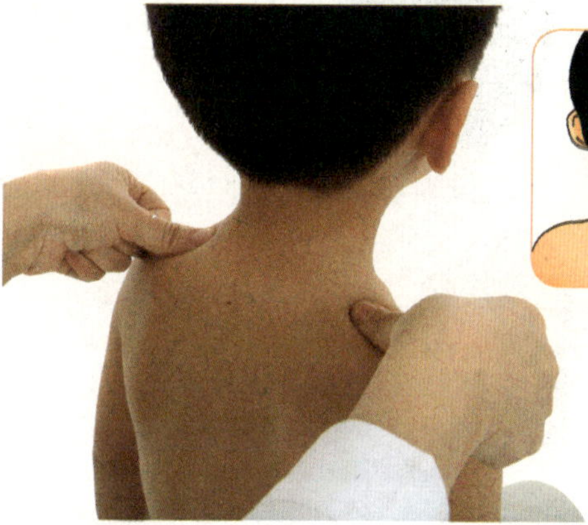

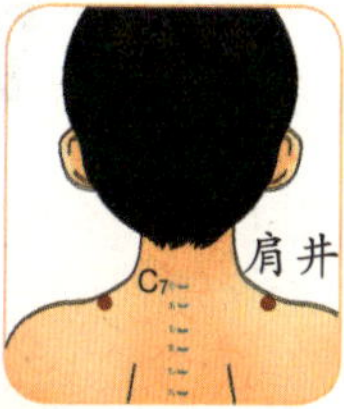

定位取穴

在肩上，第7颈椎棘突与肩峰最外侧连线中点。

按摩方法

用拇指指端稍用力按压穴位处10～30次，称按肩井或揉肩井。

功效

疏通气血，发汗解表，通窍行气。多用于感冒、上肢抬举不利、肩背疼痛、颈项强直等。

肺俞 治疗外感的主力军

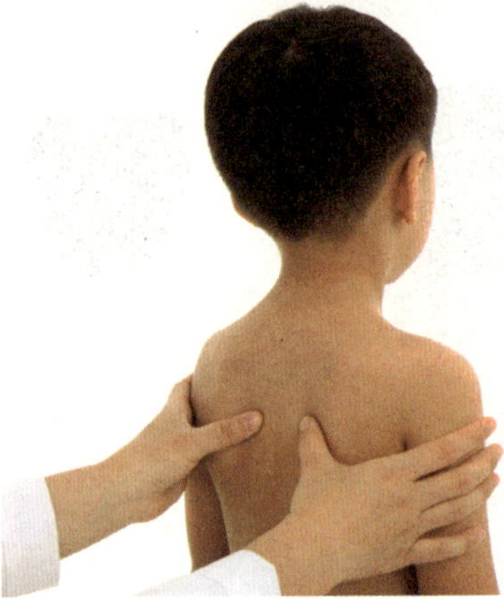

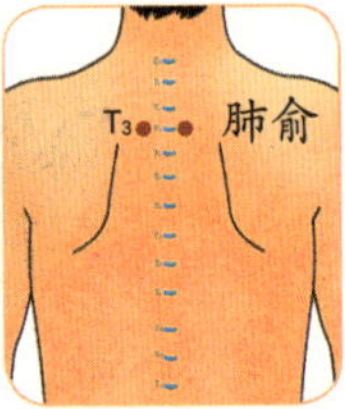

定位取穴

在第3胸椎棘突下，旁开1.5寸处。左右各一穴。

按摩方法

用双手拇指指端揉50～100次，称揉肺俞。用两手拇指螺纹面同时自上而下推100～300次，称推肺俞或分推肩胛骨。

功效

调补肺气，止咳化痰。多用于外感发热、咳嗽、痰鸣等。

七节骨

便秘、久痢推一推

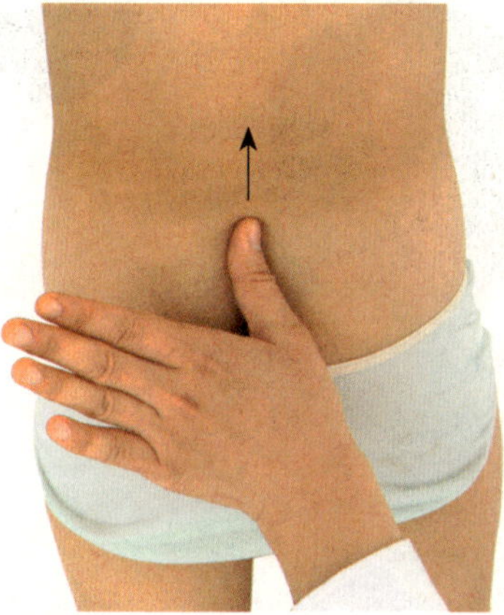

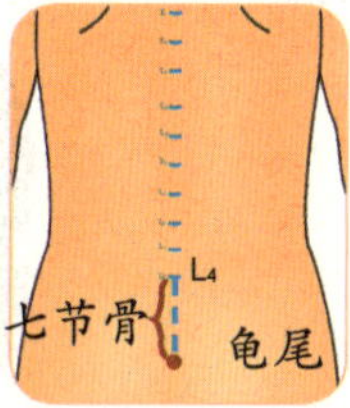

定位取穴

从第4腰椎至尾骨端（龟尾）成一条直线。

按摩方法

用拇指桡侧面或食指、中指螺纹面自上而下直推穴位处100～300次，称推下七节骨。若自下而上直推，则称推上七节骨。

功 效

温阳泄热，止泻通便。多用于腹泻、便秘、遗尿、久痢、腹胀等。

大椎

感冒发热多揉按

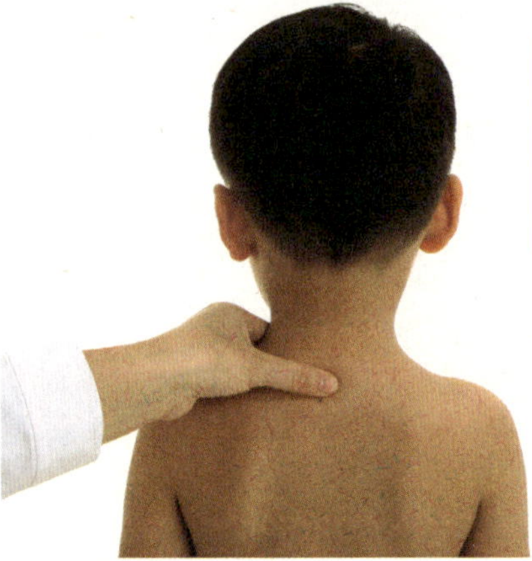

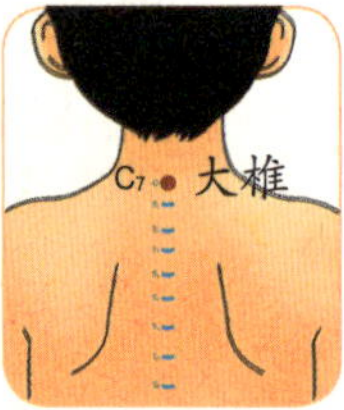

定位取穴

在后正中线，第7颈椎棘突下凹陷处。

按摩方法

用拇指或中指指端按穴位处30～50次，称按大椎。用拇指或中指指端或螺纹面，或用掌根，揉穴位处50次，称揉大椎。

功效

通经活络，清热解表。多用于感冒发热、咳嗽、颈项部肌肉筋脉牵强僵硬等。

脾俞

健脾胃，促食欲

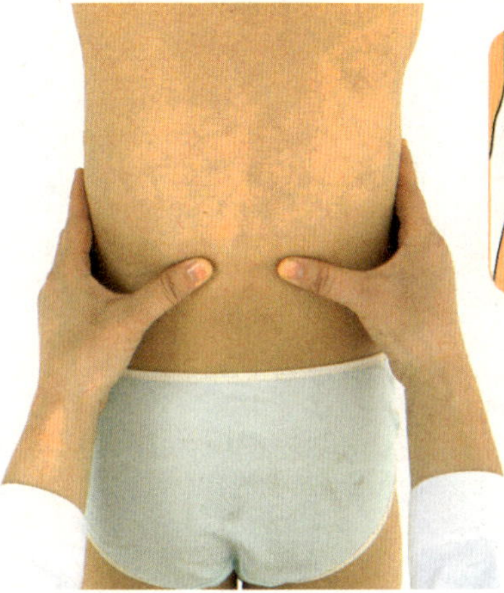

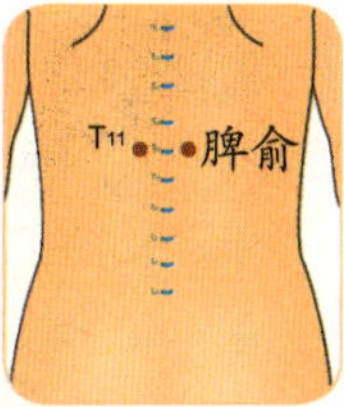

定位取穴

第11胸椎棘突下，旁开1.5寸处。左右各一穴。

按摩方法

用双手拇指螺纹面或一手食指、中指指端揉穴位处50～100次，称揉脾俞。

功效

健脾胃，消食积，除水湿。多用于呕吐、腹泻、食积、食欲不振，以及水肿、黄疸、慢惊风、气虚、血虚、津液不足等。

脊柱

常常捏脊，强身健体

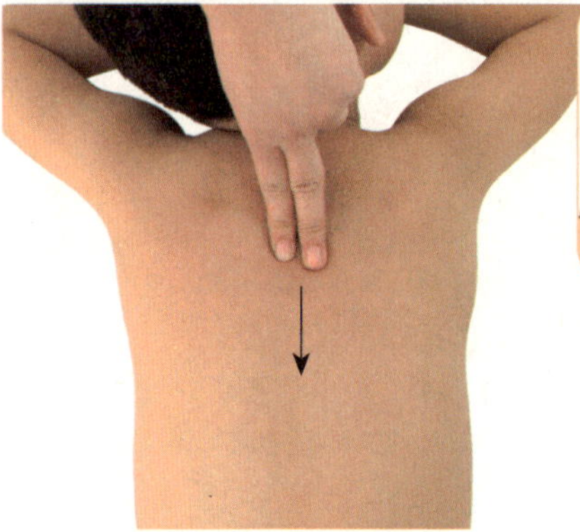

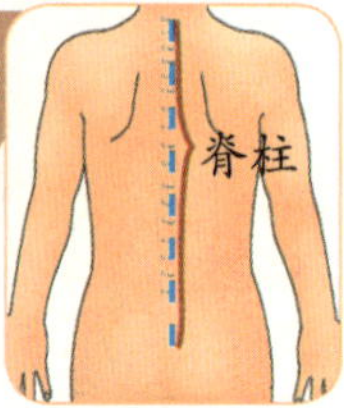

定位取穴

在后正中线上，自第1胸椎棘突下（大椎）至尾骨端（龟尾）成一条直线。

按摩方法

用食指、中指螺纹面自上而下直推穴位处100～300次，称推脊。用拇指与食指、中指相对用力，夹持住脊柱两旁的皮肤，双手一松一紧交替自尾骨端向第一胸椎处挤捏3～5遍，称捏脊。

功效

调和脏腑，清热安眠。多用于发热、腹泻等。

风门

宣肺散寒止疼痛

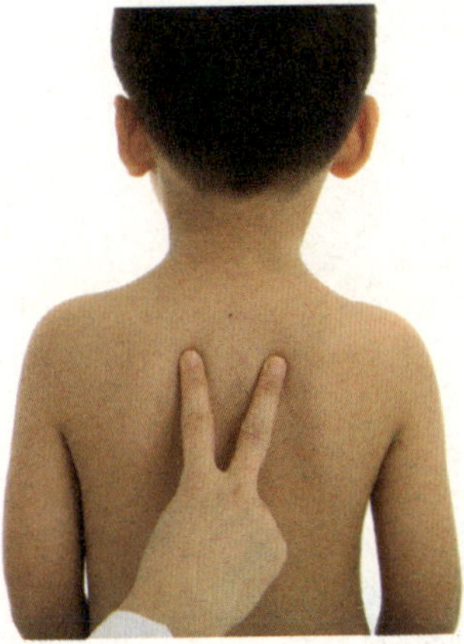

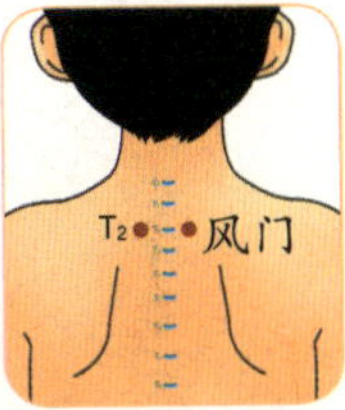

定位取穴

在第2胸椎棘突下，旁开1.5寸处。左右各一穴。

按摩方法

用拇指指端，或食指、中指的指端，在两侧风门穴上按20～50次，称按风门。用拇指面或食指、中指螺纹面在穴位上揉20～50次，称揉风门。

功效

宣肺止咳，散寒解表。多用于外感风寒、咳嗽、气喘、盗汗、腰背疼痛等。

肾俞

遗尿、水肿揉一揉

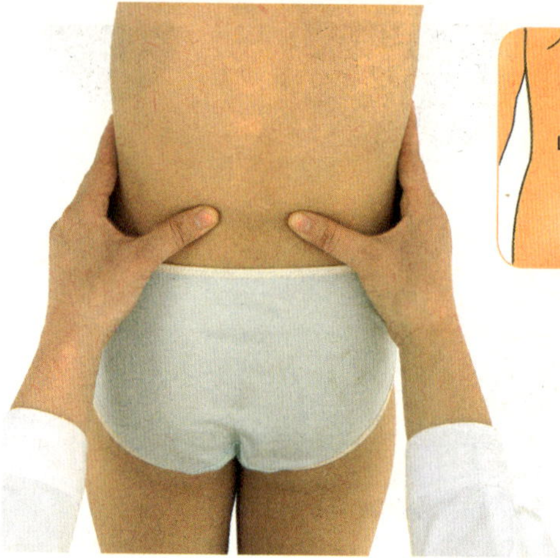

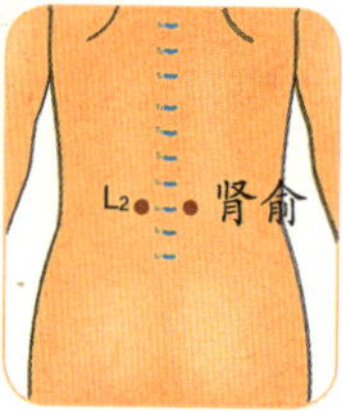

定位取穴

在第2腰椎棘突下，旁开1.5寸处。左右各一穴。

按摩方法

用双手拇指或食指、中指指端或螺纹面揉穴位处50～100次，称揉肾俞。

功效

补肾益气，滋阴止遗。多用于遗尿、腹泻、便秘、哮喘、下肢痿软乏力、水肿等。

第三章

儿童常见病的对应按摩法

ERTONG CHANGJIANBING DE DUIYING ANMOFA

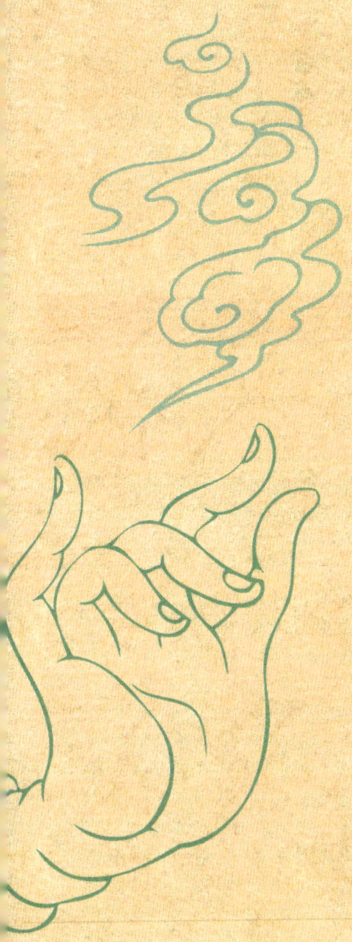

感冒

经络按摩法

增强身体抵抗力

感冒是很常见的疾病，通常情况下，孩子感冒不需要用药，只需做好护理，加强营养，注意休息，1周左右就会自愈。父母不妨尝试一下下面的按摩方法，帮助孩子减轻感冒的症状。

辨证分型	症状表现	调理原则
风寒型	怕冷，发热，无汗，头痛，四肢酸痛，流清涕，打喷嚏，咳痰清稀	疏风散寒，发汗解表，宣肺通窍
风热型	发热，怕风，头痛，咽痛，鼻塞，流黄涕，痰黄黏，有汗而热不退	疏风，散热，解表
夹惊型	高热，惊惕尖叫，夜卧不安，磨牙，甚至惊厥或全身性、对称性阵发痉挛	镇惊息风，清热解表，安神定志
夹痰型	感冒兼有咳嗽，咳声重浊，痰多，苔滑腻	滋阴清热
夹食型	腹脘胀满，食欲不佳，口中发苦，口臭，呕吐，或腹痛泄泻，或大便秘结，不爱饮水	疏风解表，消积导滞，健脾和胃

对图找穴

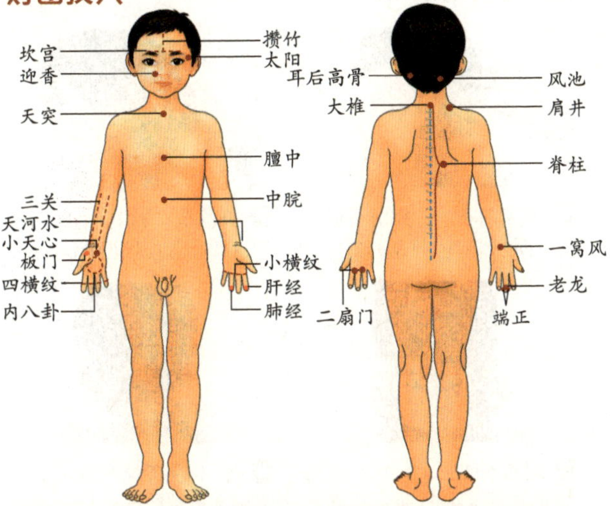

辨证分型	基本取穴	分型取穴
风寒型	天门、坎宫、太阳、耳后高骨、风池、肺经、肩井	三关、二扇门、一窝风、迎香
风热型		天河水、大椎
夹惊型		中脘、小天心、肝经、端正、老龙、脊柱
夹食型		板门、内八卦、四横纹

感冒基本按摩法

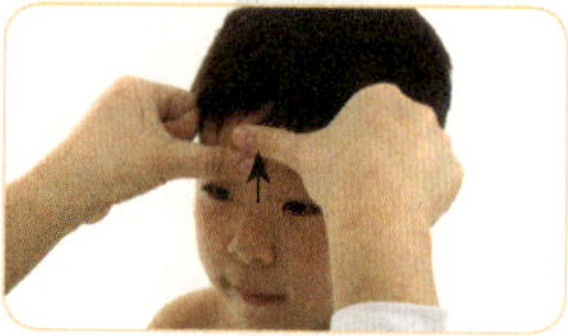

❶ **开天门48下：**用两手拇指自下而上交替直推攒竹穴。

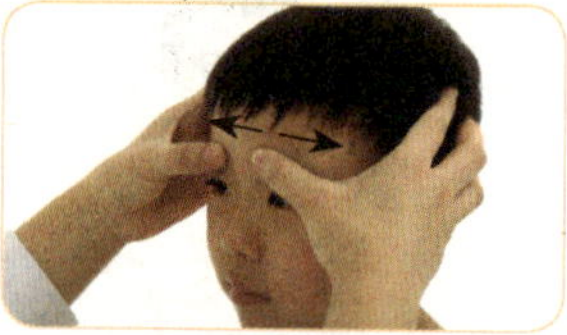

❷ **分推坎宫48下：**用双手拇指自眉心向两侧眉梢分推。

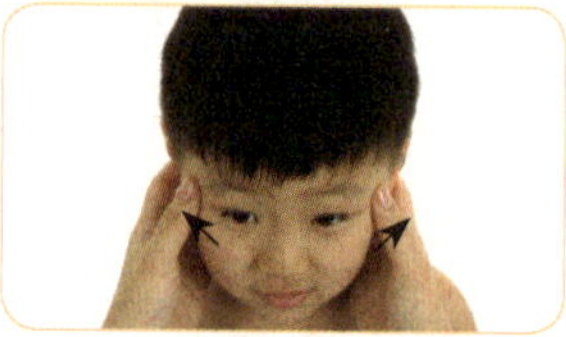

❸ **运太阳1～3分钟：**用拇指或中指指端分别向耳部方向揉运。

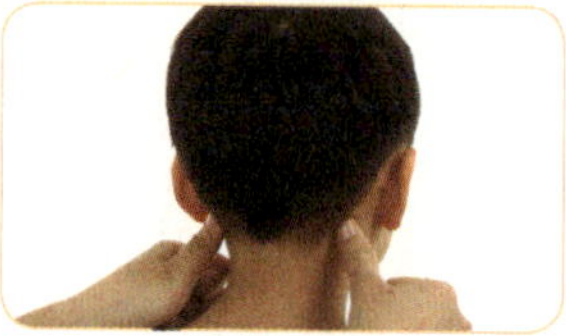

❹ **揉耳后高骨30次：**用双手拇指指端按揉。

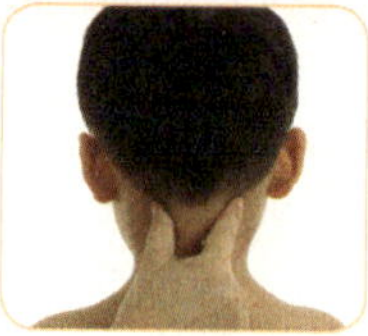

❺ **拿风池1分钟：**用拇指、食指螺纹面相对用力拿捏。

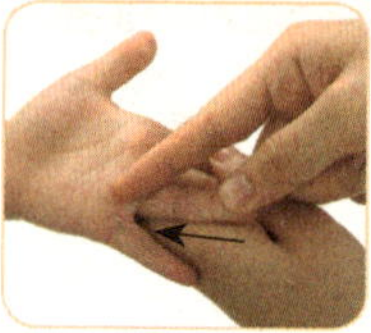

❻ **清肺经1～3分钟：**用拇指的螺纹面由指尖向指根处方向直推。

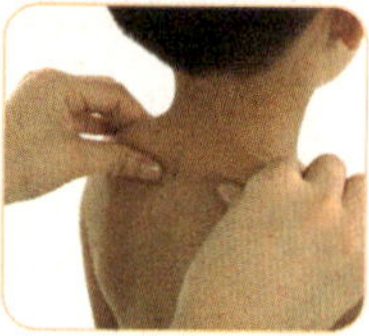

❼ **拿肩井1～3分钟：**用拇指和食指、中指交替拿捏穴位处筋肉。

风寒型感冒按摩法

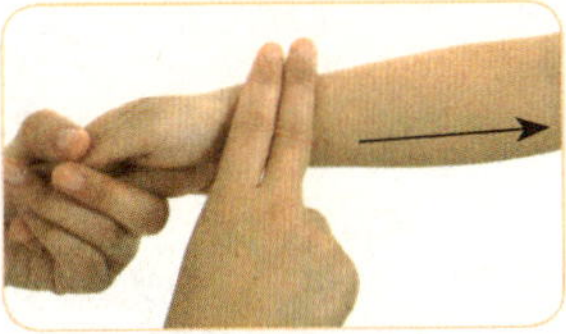

❶ **推三关1～3分钟：** 用食指、中指指面自腕稍用力向肘直推。

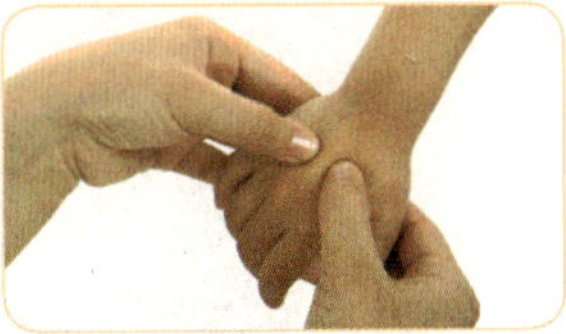

❷ **揉二扇门1～3分钟：** 两手拇指指端稍用力按揉，速度宜快。

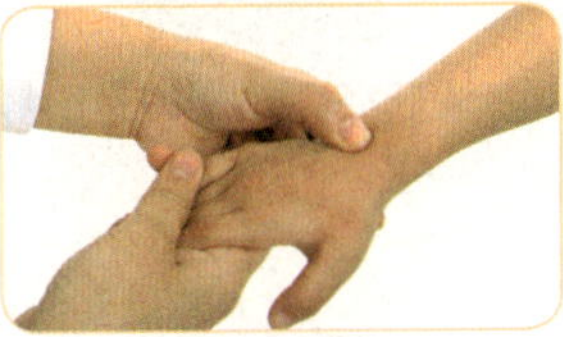

❸ **揉一窝风1～3分钟：** 以拇指指端按揉。

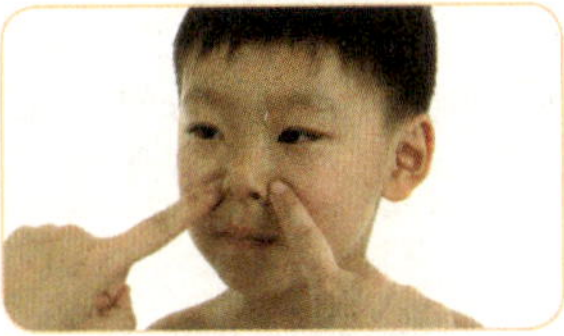

❹ **揉迎香1～3分钟：** 用两手食指指端按揉。

风热型感冒按摩法

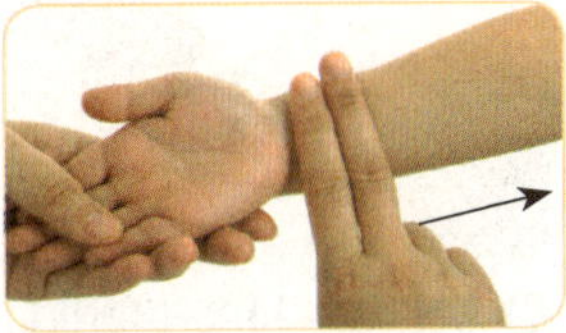

❶ **清天河水100次：** 用食指、中指指面从腕向肘稍用力直推。

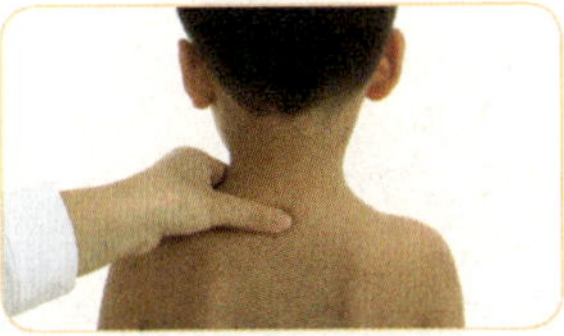

❷ **揉大椎穴1～3分钟：** 用拇指或中指指端按揉。

夹惊型感冒按摩法

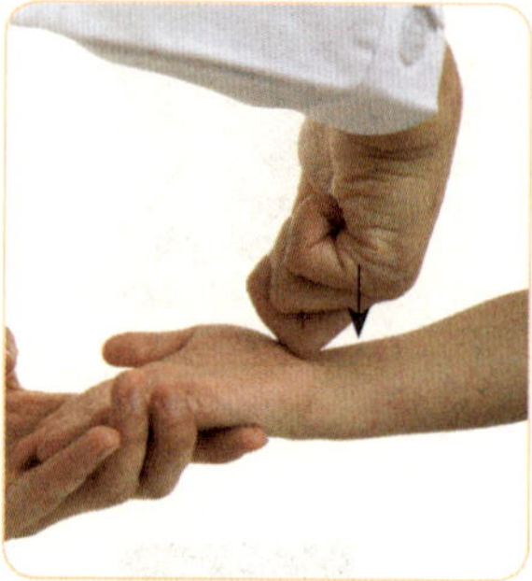

❶ **捣小天心1～3分钟：**用中指屈曲的指间关节捣。

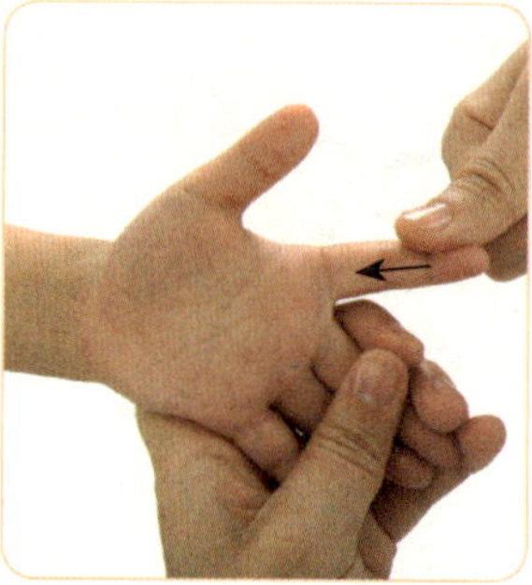

❷ **清肝经1～3分钟：**用拇指螺纹面向孩子食指指根方向直推。

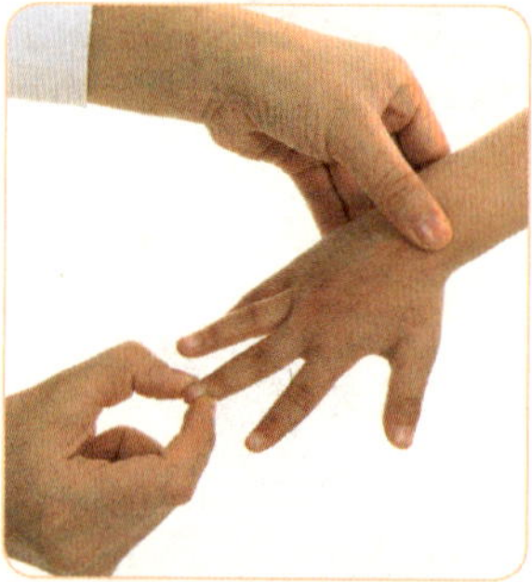

❸ **掐端正5～10次：**用拇指指甲掐中指甲根两侧赤白肉际处。

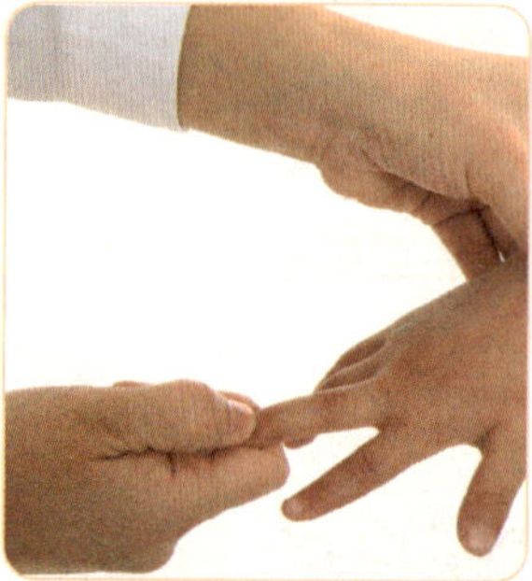

❹ **掐老龙5～10次：**用拇指指甲掐中指指甲根后0.1寸处。

夹食型感冒按摩法

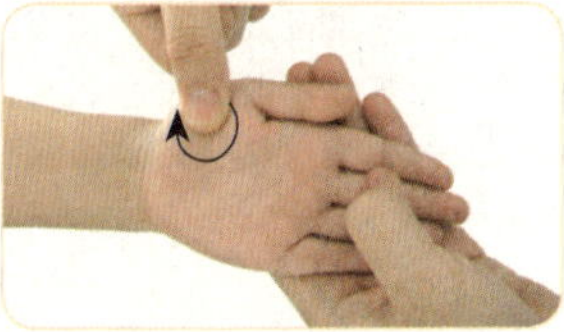

❶ **揉板门1~3分钟：**用拇指螺纹面顺时针按揉。

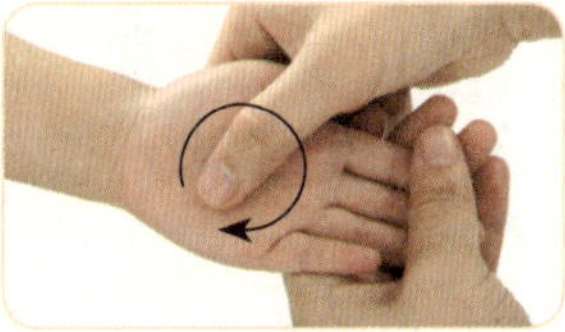

❷ **运内八卦2~3分钟：**用拇指螺纹面顺时针旋转。

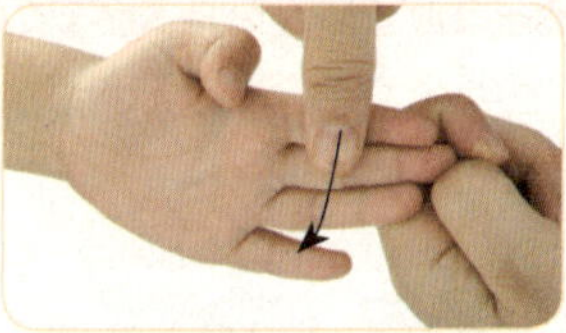

❸ **推四横纹5～10遍：**用拇指螺纹面依次从孩子食指横纹处推向小指横纹处。

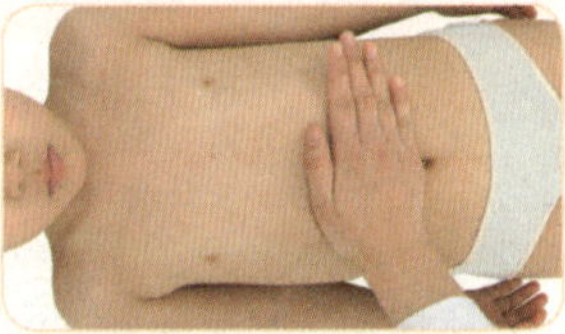

❹ **揉中脘1～3分钟：**用掌根慢揉脐上4寸处的中脘穴。

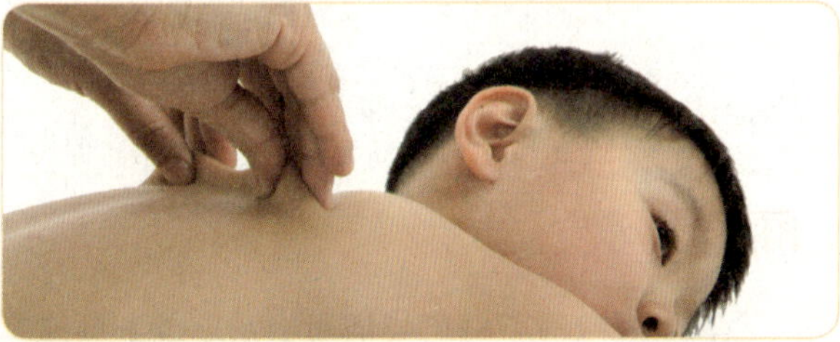

❺ **捏脊7~20遍：**用拇指与食指、中指相对用力，夹持住脊柱两旁的皮肤，双手交替自尾骨端向第1胸椎处挤捏。

发 热
经络按摩法

通过按摩来退热

发热是儿童常见的症状，当孩子发热时，父母往往特别紧张，为了使孩子能够尽快退热，可以采用一些适当的经络按摩法来退热。

辨证分型	症状表现	调理原则
风寒型	头痛，鼻塞，流涕，畏寒，无汗，舌质淡红，舌苔薄白	发汗解表，祛散寒邪
风热型	微微出汗，口干，咽痛，流黄涕，苔薄黄，食指脉络红紫	清热解表
肺胃实热型	高热，便秘3天以上，烦躁，面红，气促，不思饮食，舌红苔燥，指纹深紫	消食清肠，清热除烦
阴虚内热型	午后手足心皆热，食欲不佳，盗汗，舌红苔薄，脉细数无力，食指脉络淡紫	滋阴清热

中医批注

孩子发热后，可以尝试用按摩来缓解其症状，也可以配合其他方法来进行，如冷敷。

对图找穴

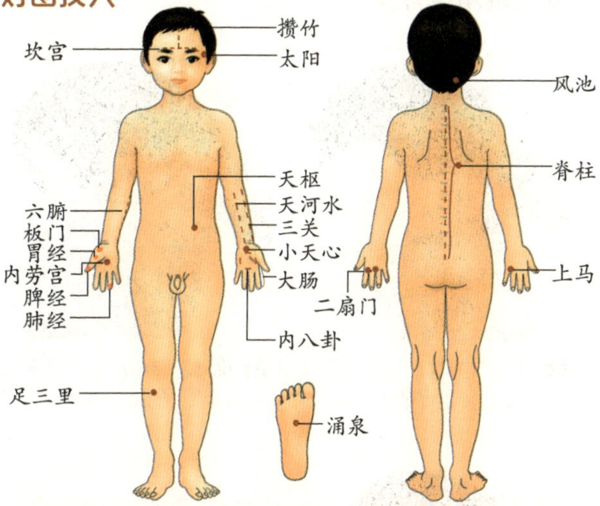

<table>
<tr><th>辨证分型</th><th>基本取穴</th><th>分型取穴</th></tr>
<tr><td>风寒型</td><td rowspan="4">天门、
坎宫、
太阳</td><td>风池、三关、二扇门</td></tr>
<tr><td>风热型</td><td>小天心、脊柱</td></tr>
<tr><td>肺胃实热型</td><td>肺经、胃经、大肠、板门、内八卦、天河水、六腑、天枢</td></tr>
<tr><td>阴虚内热型</td><td>脾经、肺经、上马、天河水、涌泉、足三里、内劳宫</td></tr>
</table>

发热基本按摩法

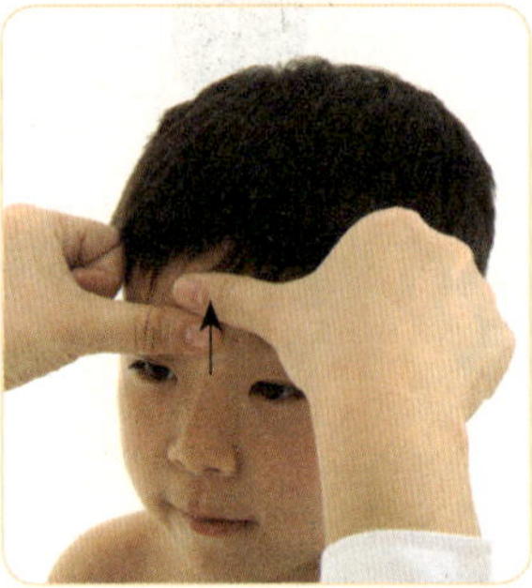

❶ **开天门30次：**用双手拇指自下而上交替直推攒竹穴。

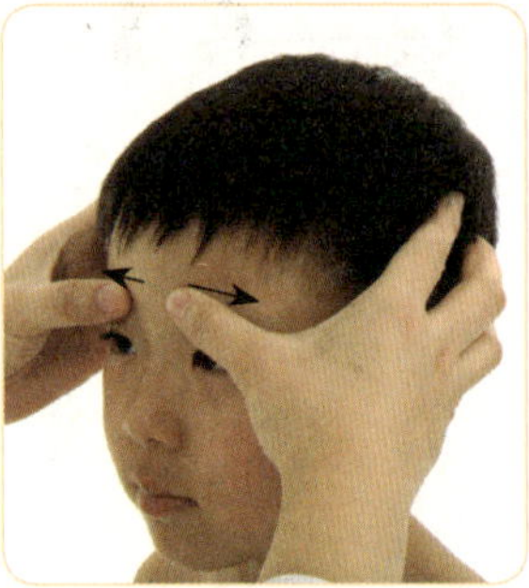

❷ **推坎宫30次：**用双手拇指自眉心沿眉毛向两侧眉梢分推。

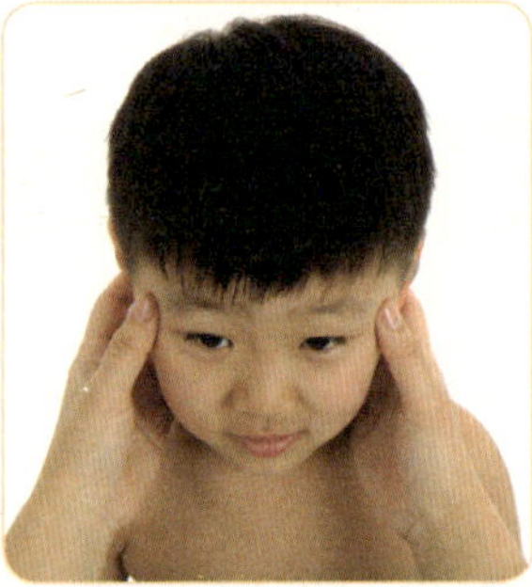

❸ **揉太阳30次：**用拇指或中指指端揉。

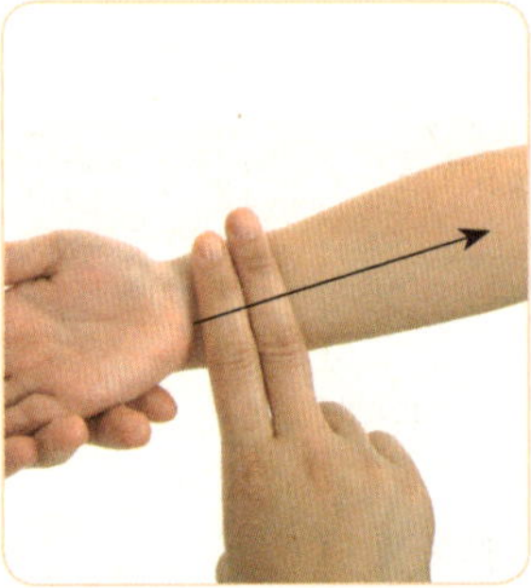

❹ **清天河水200次：**用食指、中指指腹从腕向肘稍用力直推。

风寒型发热按摩法

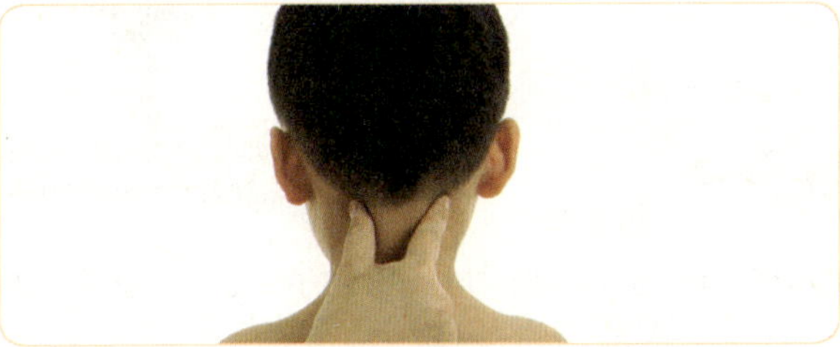

❶ **拿风池1分钟：**用拇指和食指螺纹面相对用力拿捏。

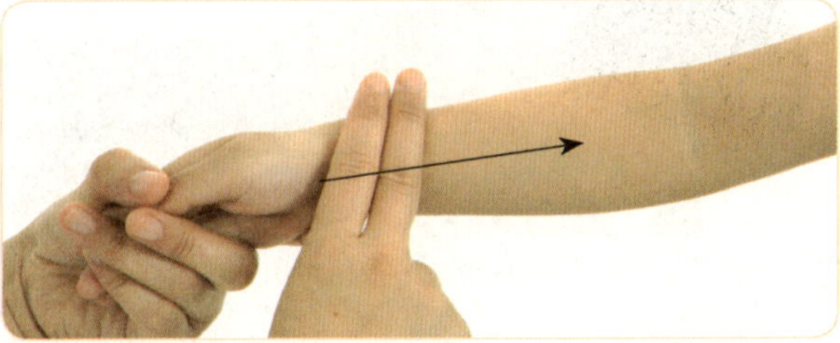

❷ **推三关200次：**用食指、中指指面自腕向肘推三关。

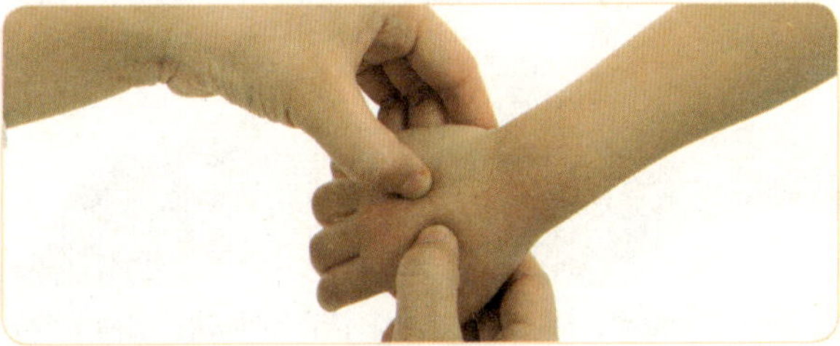

❸ **掐揉二扇门30次：**用拇指指甲掐。

风热型发热按摩法

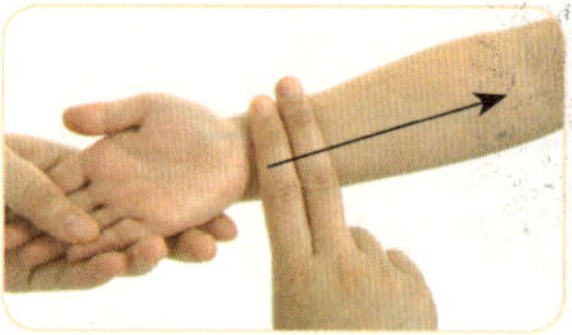

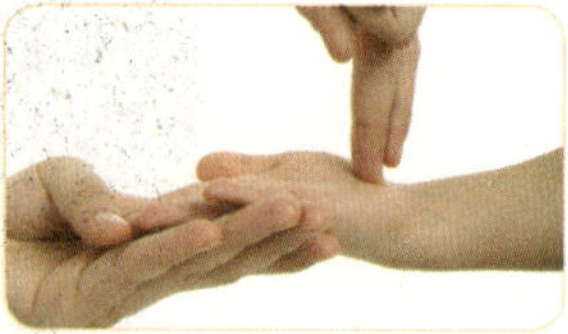

① **清天河水加至400次：**用食指、中指螺纹面从腕向肘直推。

② **揉小天心3～5分钟：**用中指指端揉。

③ **捏脊5遍：**用拇指与食指、中指相对用力，自尾骨端向第1胸椎处挤捏。

肺胃实热型发热按摩法

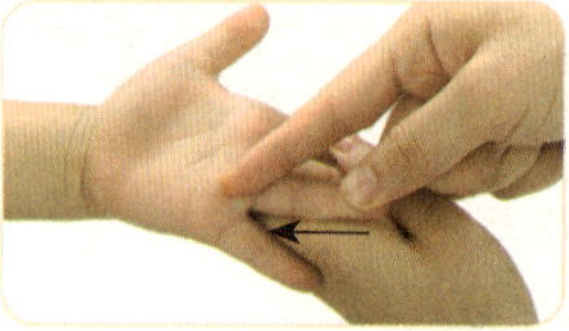

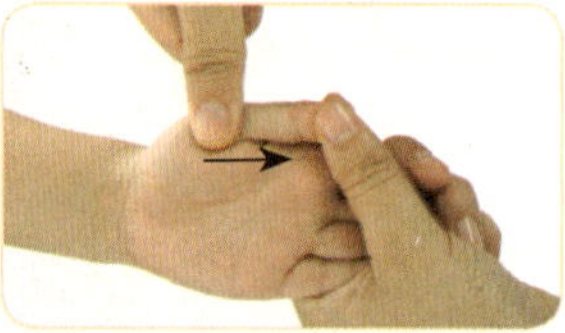

① **清肺经300次：**用拇指螺纹面由指尖向指根方向直推。

② **清胃经300次：**用拇指螺纹面由掌根向指根方向直推胃经。

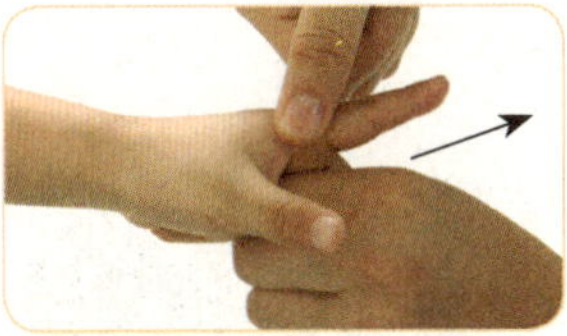

③ 清大肠300次：用拇指的螺纹面从虎口处向食指指尖直推。

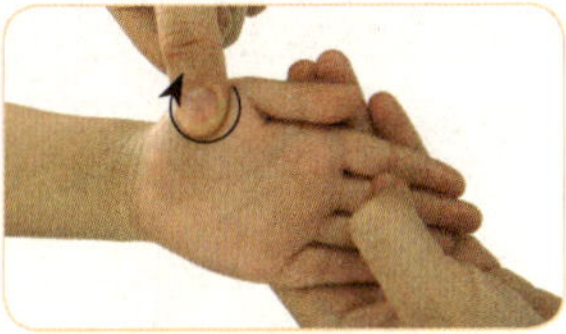

④ 揉板门50次：用拇指螺纹面顺时针按揉。

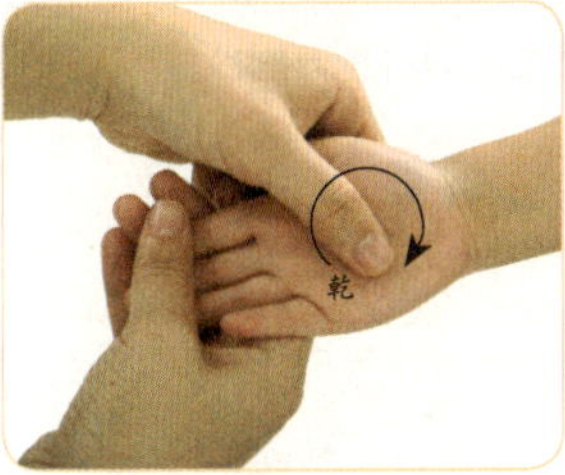

⑤ 运内八卦100次：用拇指螺纹面自乾卦向兑卦顺时针旋运。

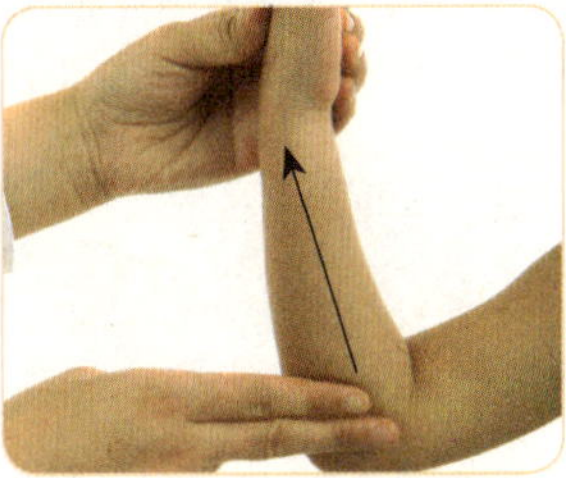

⑥ 推六腑300次：用食指、中指指腹自肘部推向手腕。

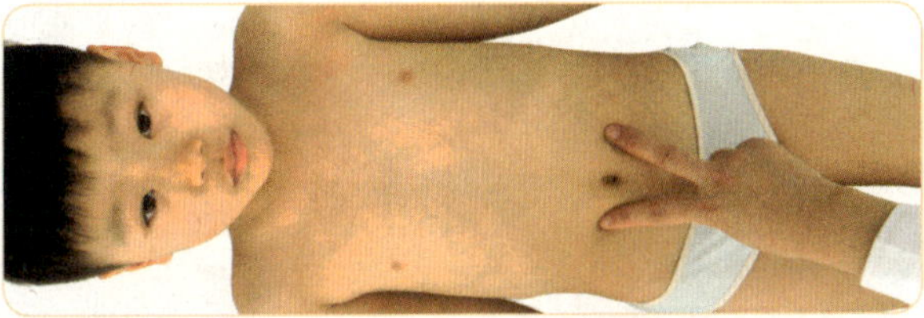

⑦ 揉天枢100次：用食指、中指指端按揉。

注：本章辨证分型按摩法都要在基本按摩法的基础上操作。

阴虚内热型发热按摩法

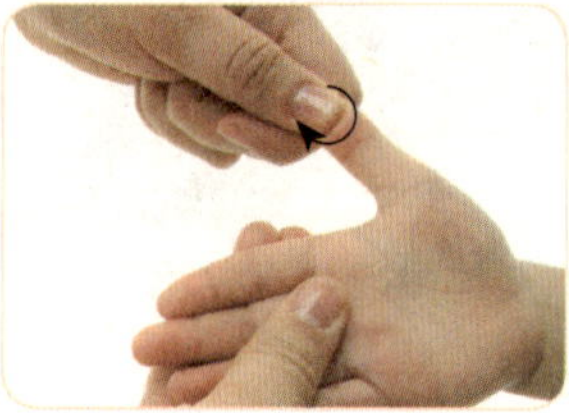

❶ **补脾经300次：**用拇指螺纹面顺时针方向旋推。

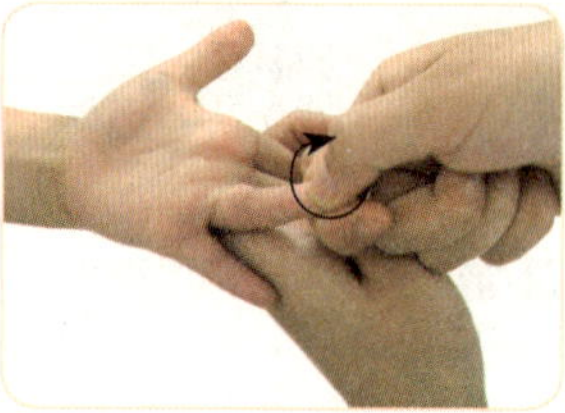

❷ **补肺经300次：**用拇指螺纹面顺时针方向旋推。

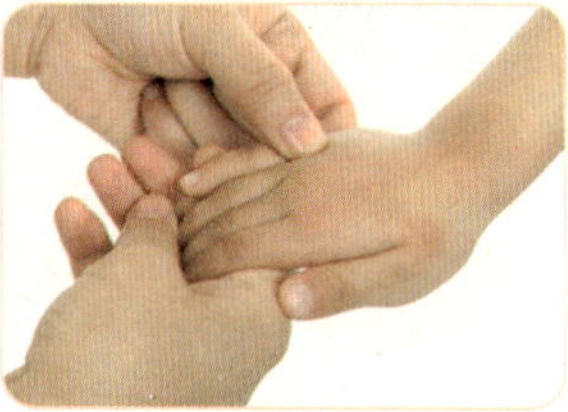

❸ **揉上马300次：**用拇指的指端相对稍用力揉动。

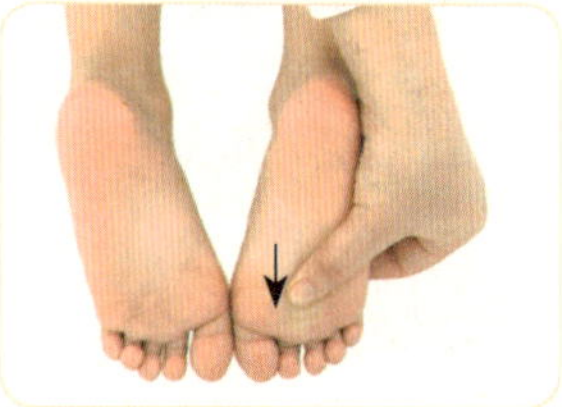

❹ **推涌泉300次：**用拇指螺纹面向足趾方向直推。

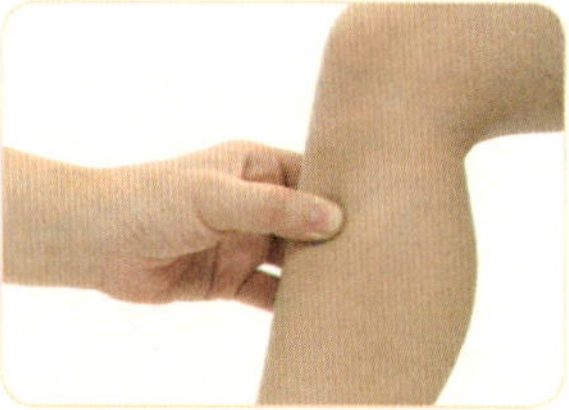

❺ **按足三里200次：**用拇指指端按揉。

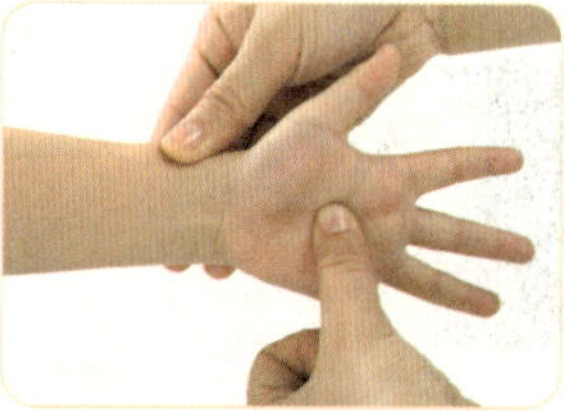

❻ **按内劳宫200次：**用拇指或中指指端揉动。

咳嗽

经络按摩法

止咳治咳好方法

咳嗽给孩子带来很多痛苦，对父母来说孩子咳嗽也是非常令人苦恼的事。孩子的呼吸系统防御功能不健全，如果不能及时控制，会使疾病加重。

辨证分型	症状表现	调理原则
风寒袭肺型	畏寒，无汗，痰白清稀，咽痒，声重	温中行气，散寒解表
风热犯肺型	咽痛，恶风，痰黄且黏，汗微出	宣肺止咳，祛风清热

中医批注

咳嗽的发生多由呼吸道疾病引起，因此预防呼吸道疾病是防止咳嗽的关键。具体预防措施如下：

◎**室内空气要清新：**经常开窗通风，家庭成员中有感冒者可用醋熏蒸消毒，以防止传染给宝宝。

◎**加强锻炼：**每天坚持锻炼，可强健体格，增强宝宝的免疫力，提高抗病能力。

◎**切断诱因：**污染的空气和带有异味的化学烟雾，会对宝宝的肺部造成损害，还会诱发咳嗽，宝宝应避免暴露在这样的环境下。

对图找穴

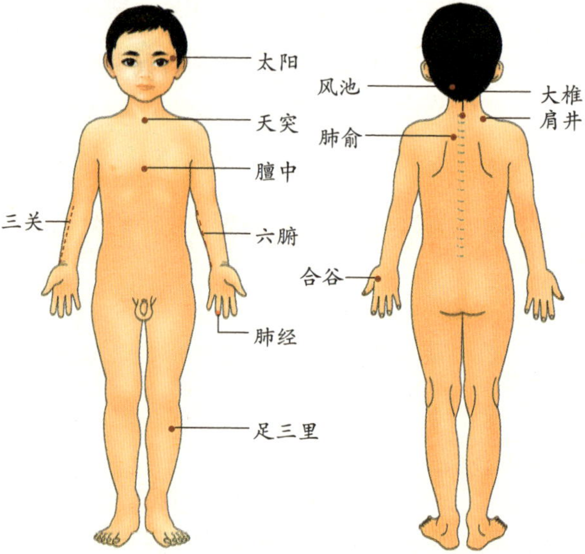

辨证分型	基本取穴	分型取穴
风寒袭肺型	肺俞、天突、膻中、足三里	三关、风池、合谷、太阳
风热犯肺型		肺经、六腑、大椎、肩井

咳嗽基本按摩法

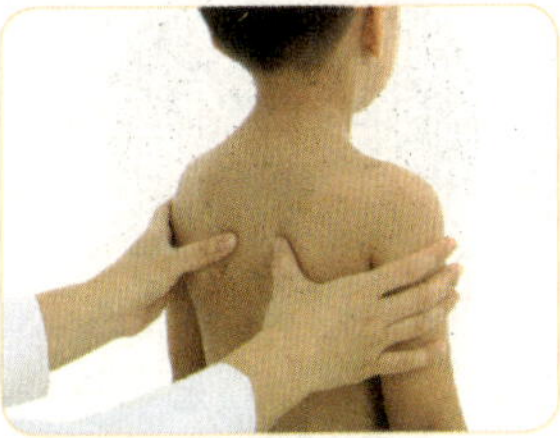

① **揉肺俞3～5分钟：**用双手拇指指端揉动。

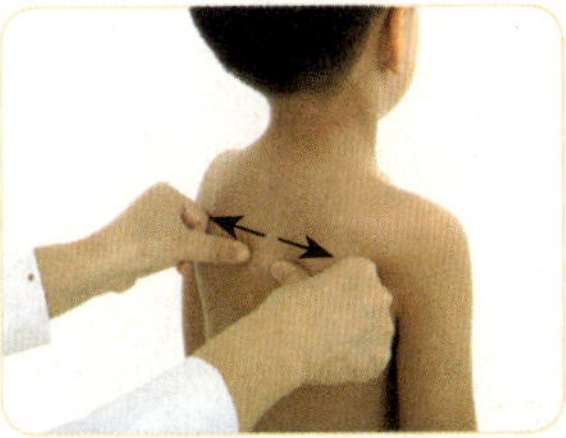

② **分推肺俞100次：**以拇指指腹向两侧分推。

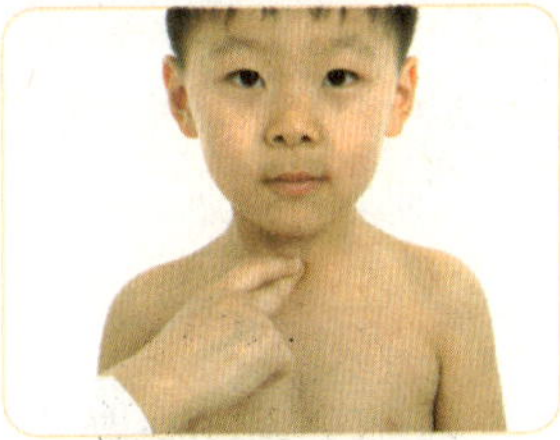

③ **揉天突50次：**用中指的指端按揉。

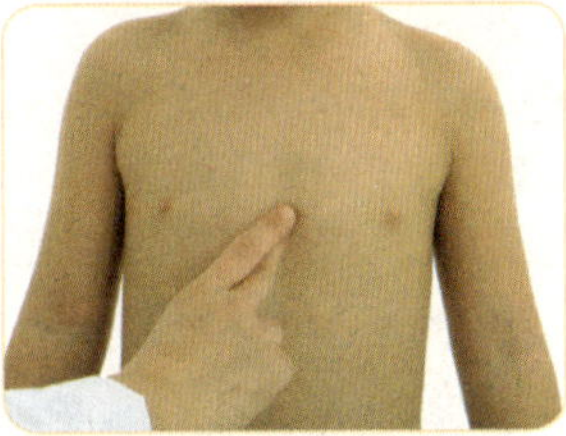

④ **揉膻中1分钟：**用中指指端揉动。

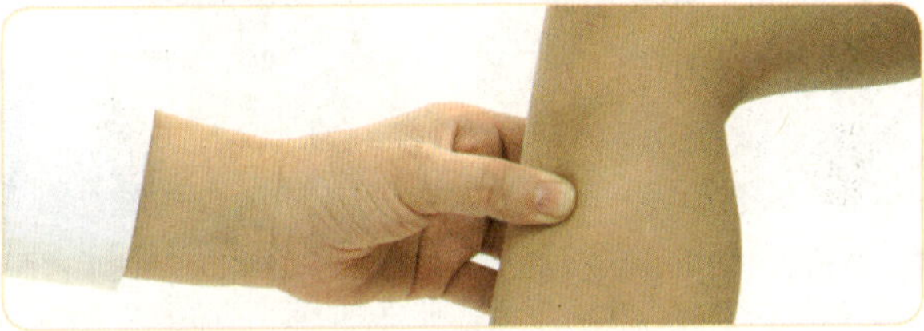

⑤ **揉足三里1分钟：**用拇指的螺纹面揉动。

风寒袭肺型咳嗽按摩法

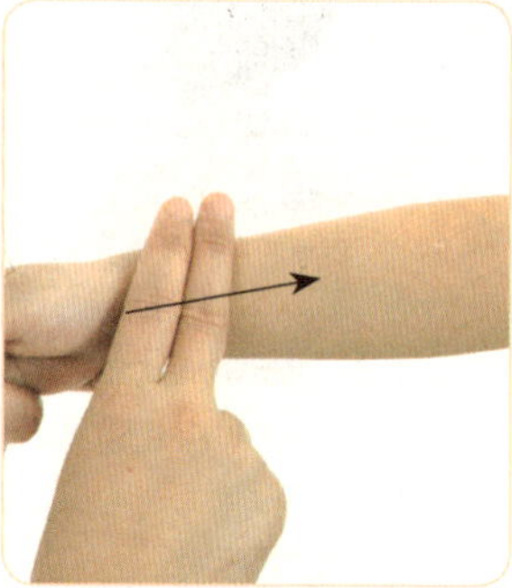

① **推三关300次：**食指、中指指面自腕向肘直推。

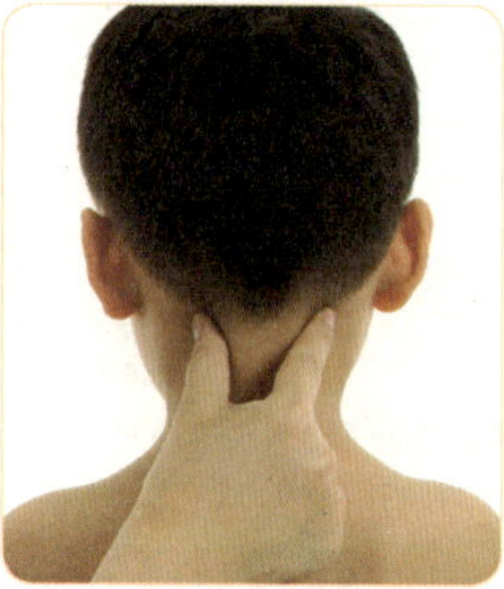

② **拿风池100次：**用拇指、食指螺纹面拿捏。

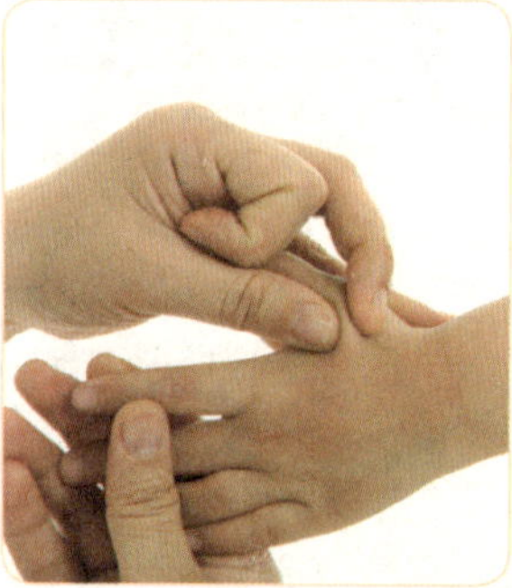

③ **拿合谷100次：**用拇指及中指螺纹面着力，相对用力拿捏。

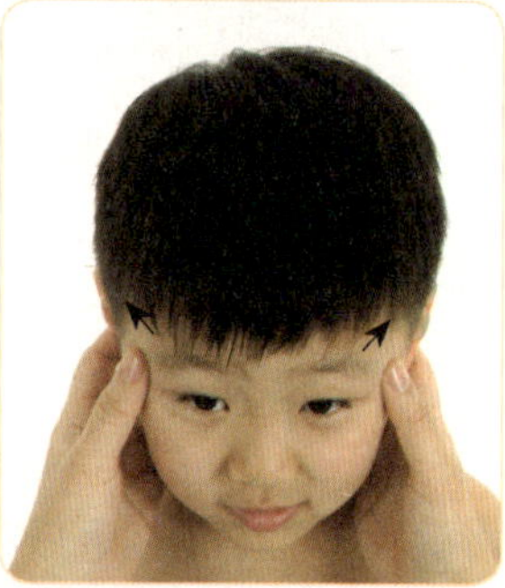

④ **推太阳300次：**用两手的拇指桡侧自前向后稍用力直推。

风热犯肺型咳嗽按摩法

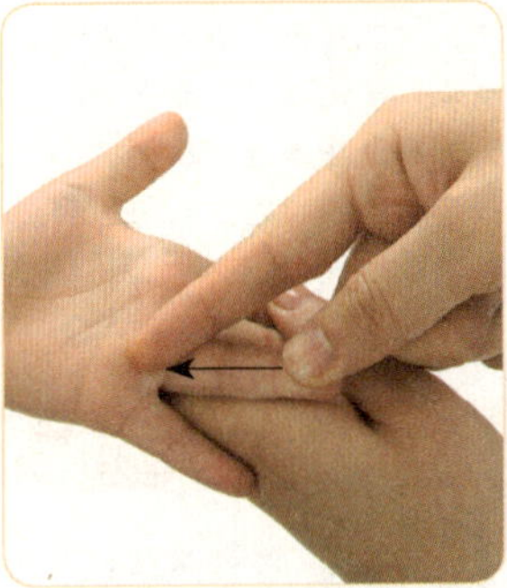

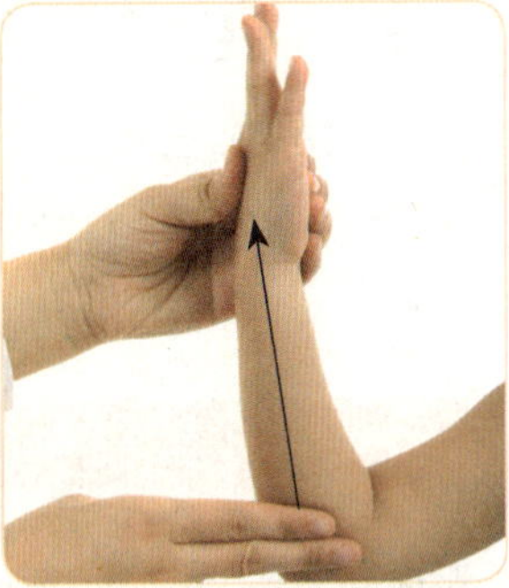

①清肺经300次：用拇指螺纹面由指尖向指根方向直推。

②推六腑300次：用食指、中指指面自肘部推向手腕。

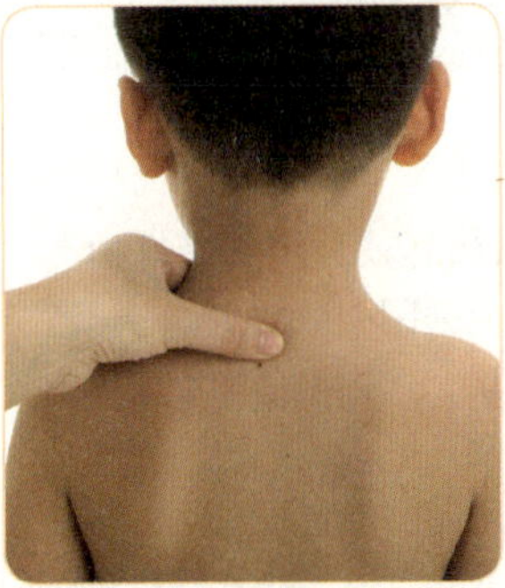

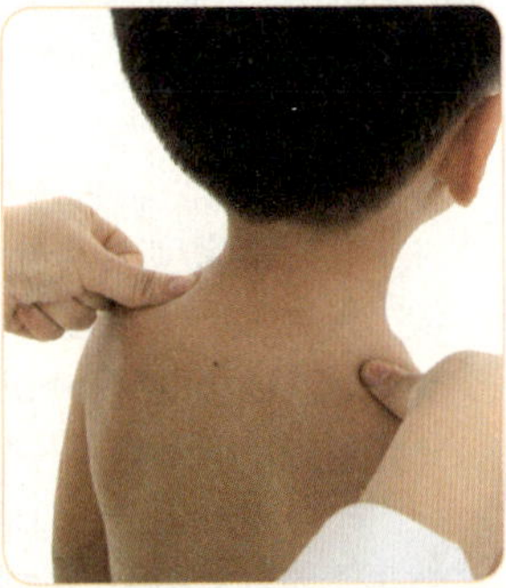

③按揉大椎1分钟：用拇指指端按揉。

④按肩井10次：用双手的拇指稍微用力按压。

积食

经络按摩法

壮脏腑，消积滞

儿童积食主要有伤乳和伤食两种情况，哺乳或饮食喂养不当就会引起积食。发现孩子有积食的现象后，父母应积极进行按摩调理，以强壮孩子的脏腑功能，从而达到消积导滞的目的。

辨证分型	症状表现	调理原则
脾虚夹积型	食即饱胀，腹满喜按，疲倦乏力，面色萎黄，大便溏稀，呕吐酸腐乳食	健脾益气，消胀助运
乳食内积型	不思乳食甚至拒食，腹胀，腹痛，或伴有恶心、呕吐、烦躁不安	健脾清热，消食导滞

中医批注

◎**应带宝宝到户外做做运动：**天气晴好的时候，带宝宝下楼，到小区或公园中散散步，做做游戏或与其他小朋友一块儿玩，这样可增加宝宝体内热量消耗，促进胃肠的蠕动。

◎**合理用药：**能口服用药的宝宝可以吃一些助消化、养胃的药物，如小儿化食丸、小儿健脾化积口服液等。若宝宝出现呕吐、腹泻的症状时，应带他去医院就诊。

对图找穴

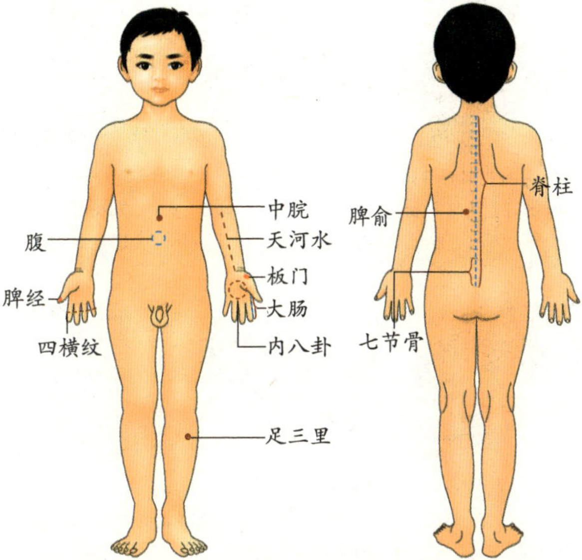

辨证分型	基本取穴	分型取穴
脾虚夹积型	内八卦、四横纹、大肠、板门、天河水、中脘、腹、足三里	脾经、中脘、脐、脾俞、脊柱
乳食内积型		脾经、七节骨

积食基本按摩法

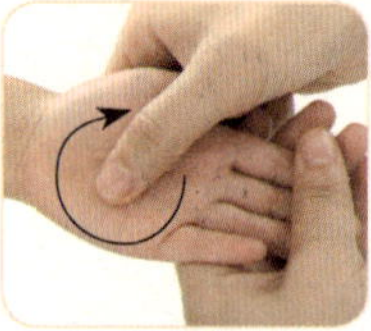

①运内八卦1~3分钟：用拇指螺纹面顺时针方向旋运。

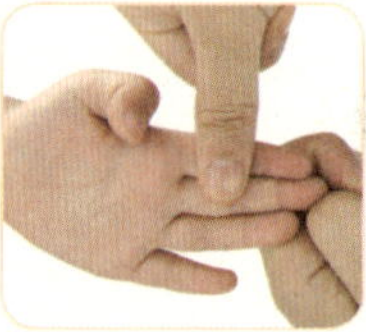

②推四横纹1~3分钟：用拇指螺纹面推四横纹。

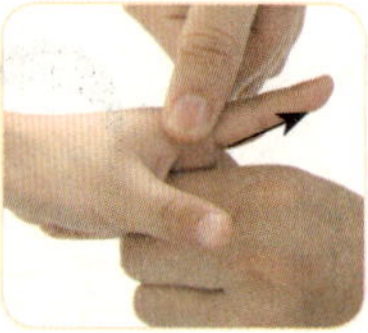

③清大肠1~3分钟：用拇指螺纹面从虎口向食指指尖直推。

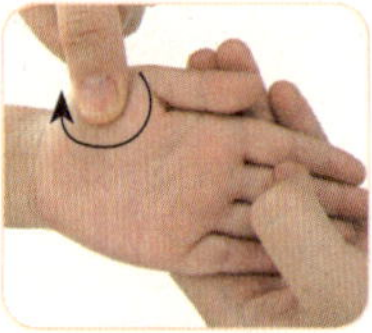

④揉板门1~3分钟：用拇指螺纹面顺时针按揉。

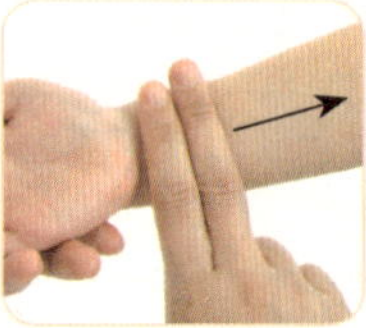

⑤清天河水1~3分钟：用食指、中指螺纹面从腕向肘直推。

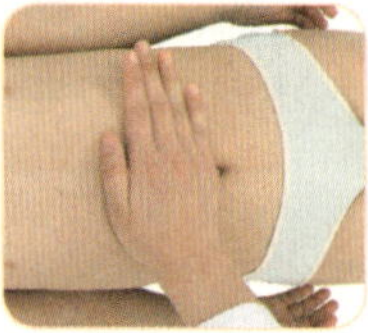

⑥揉中脘1~3分钟：用手掌按揉。

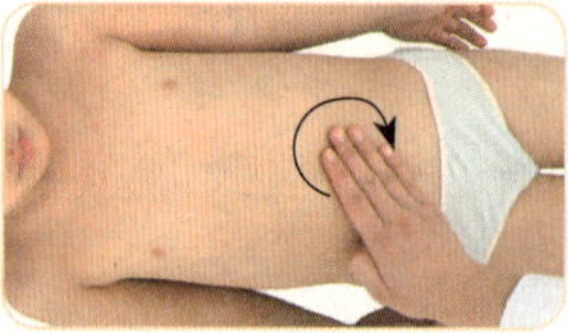

⑦摩腹3~5分钟：用掌面或4指的指腹顺时针摩腹。

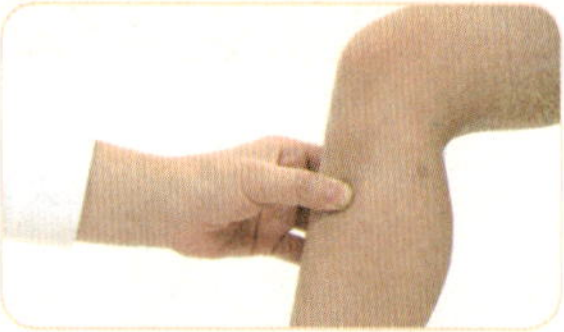

⑧按揉足三里2分钟：用拇指指端或螺纹面按揉。

脾虚夹积型积食

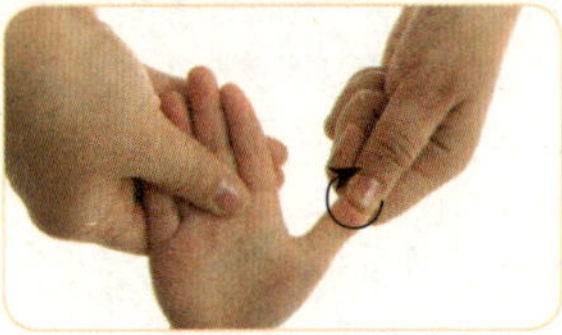

❶ **补脾经1～3分钟：**用拇指螺纹面旋推。

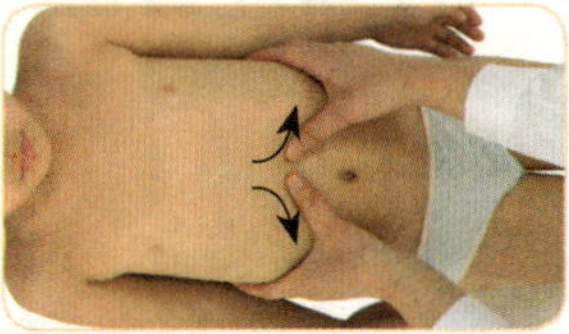

❷ **分推腹阴阳1～3分钟：**用两手拇指沿肋弓边缘向两边分推。

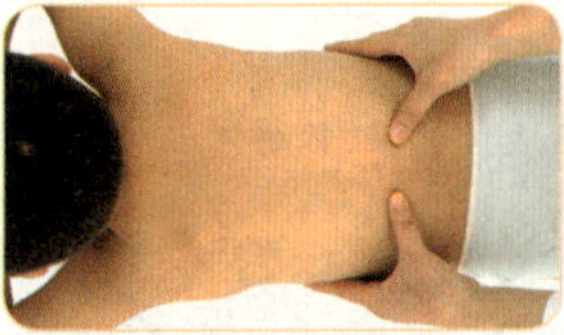

❸ **揉脾俞1～3分钟：**用双手拇指的螺纹面揉动。

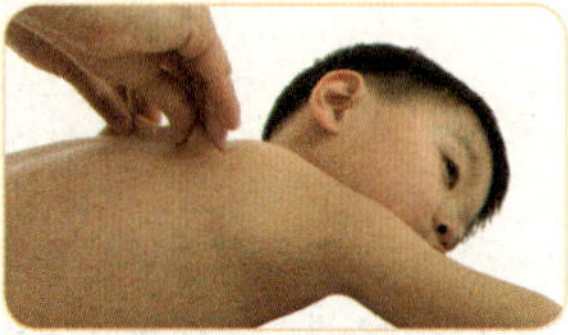

❹ **捏脊7～20遍：**双手一松一紧交替自尾骨端向第一胸椎处挤捏。

乳食内积型积食

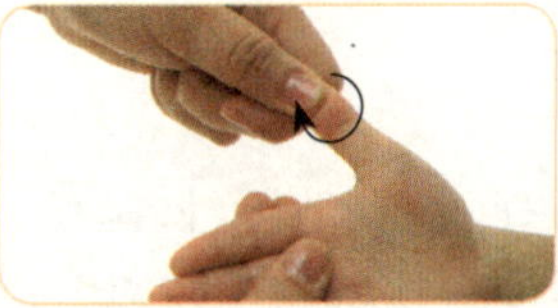

❶ **补脾经1～3分钟：**用拇指螺纹面旋推。

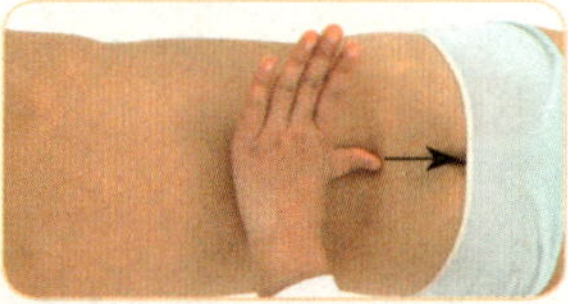

❷ **推下七节骨1～3分钟：**用拇指桡侧面自上而下稍用力直推。

呕吐

经络按摩法

养胃补气有妙招

中医学认为，呕吐是胃气上逆引起的，孩子进食过多，胃中蕴热或积寒，就会损伤胃气，影响胃的正常功能，从而引起呕吐。经络按摩法对改善小儿呕吐有良好的功效。

辨证分型	症状表现	调理原则
伤食型	呕吐频繁，呕吐物酸馊，伴有未消化的乳块或者食物残渣，口气恶臭，胸闷腹胀，厌食	和胃消食，除胀降逆
胃有积热型	食入即吐，呕吐物酸臭，身热烦渴，大便秘结，小便黄赤	清热祛火，和胃止呕
脾胃虚寒型	进食稍多即吐，时作时止，呕吐物完谷不化，无酸腐气，面色苍白，四肢不温，腹痛喜暖，大便溏薄	温阳散寒，和胃降逆

中医批注

呕吐后半小时后可以喝一些温开水。饮食需要清淡一些，不要吃生冷、油腻食物。可以吃点土豆泥，或者可以喝一些酸奶，有益于调整胃肠功能，促进消化吸收。

对图找穴

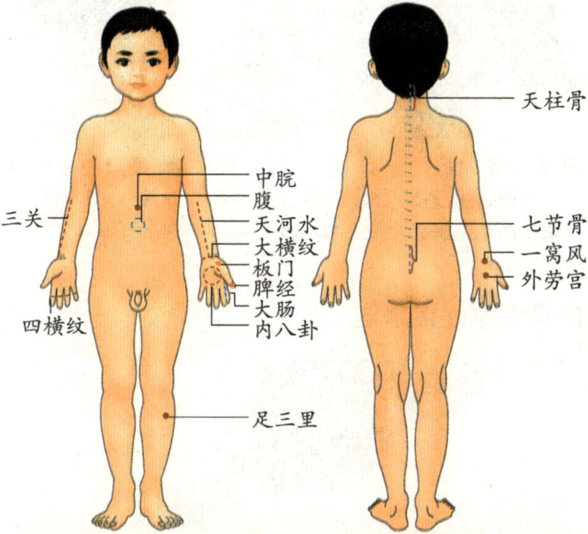

辨证分型	基本取穴	分型取穴
伤食型	横纹、板门、天柱骨	脾经、内八卦、四横纹、中脘、脐、足三里
胃有积热型		脾经、大肠、天河水、七节骨
脾胃虚寒型		脾经、推三关、外劳宫、一窝风

呕吐基本按摩法

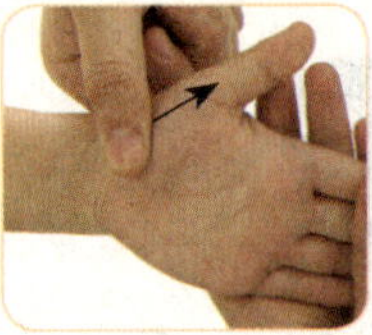

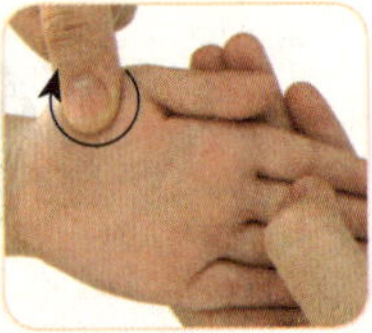

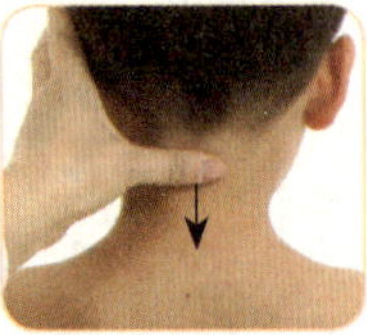

① **横纹推向板门3～5分钟：** 用拇指的螺纹面自大横纹处推向指根。

② **揉板门1～3分钟：** 用拇指螺纹面顺时针按揉。

③ **推天柱骨1～3分钟：** 用拇指自上而下直推。

伤食型呕吐按摩法

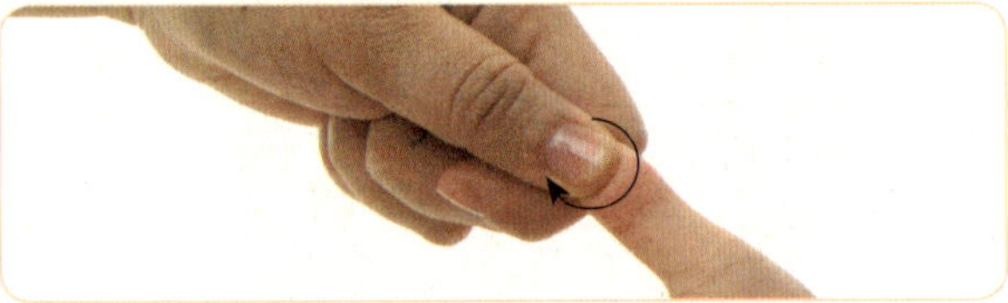

① **补脾经1～3分钟：** 用拇指螺纹面旋推。

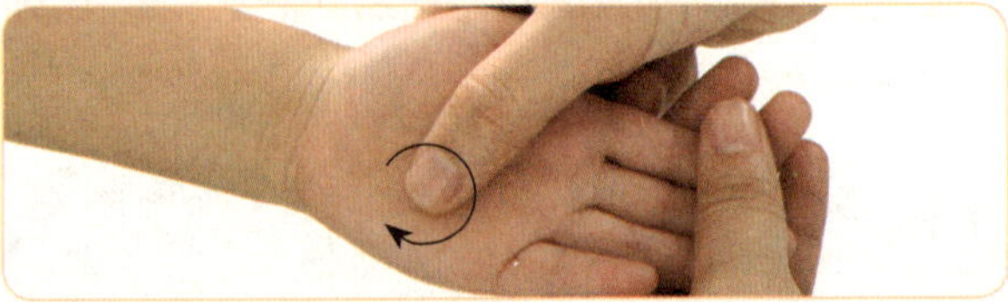

② **运内八卦1～3分钟：** 用拇指螺纹面自乾卦向兑卦顺时针旋运。

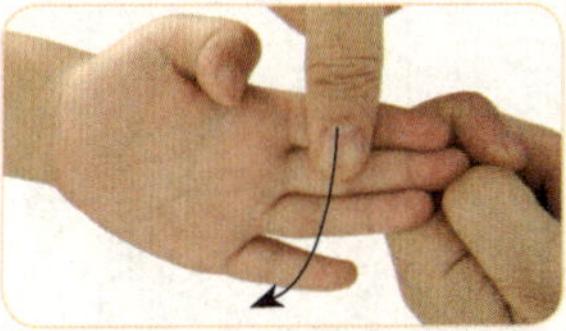

③ **推四横纹：**用拇指螺纹面依次从孩子食指横纹处推向小指横纹处。

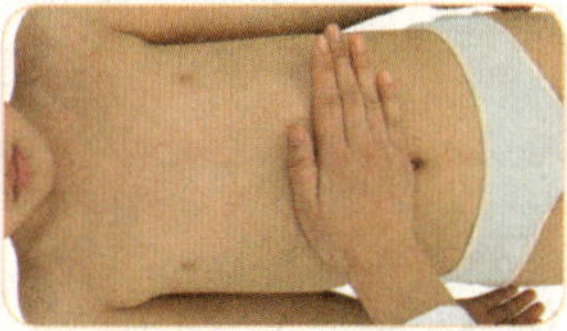

④ **揉中脘1～3分钟：**用手掌按揉脐上4寸处的中脘穴。

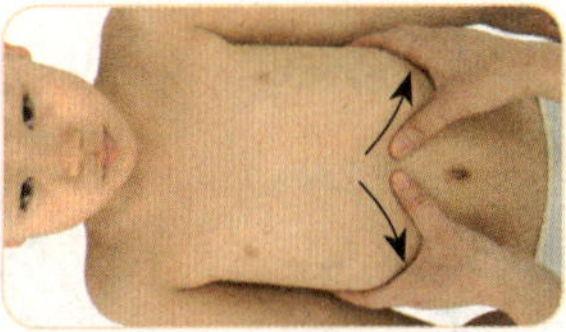

⑤ **分推腹阴阳1～3分钟：**用两手拇指指端沿肋弓边缘或自中脘至脐部，向两边分推。

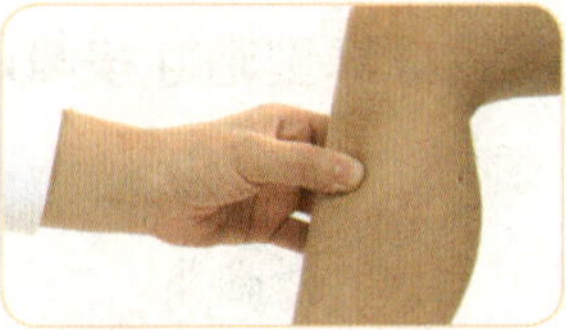

⑥ **按揉足三里2分钟：**用拇指螺纹面按揉。

胃有积热型呕吐按摩法

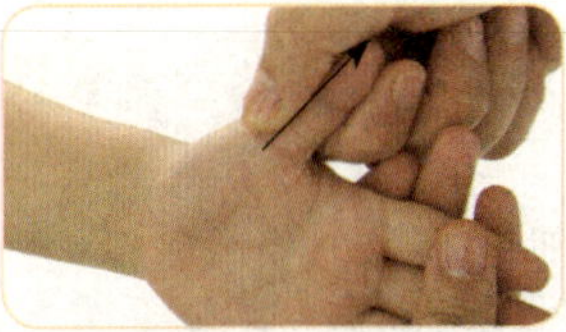

① **清脾经1～3分钟：**用拇指指端由指根方向直推向拇指桡侧缘。

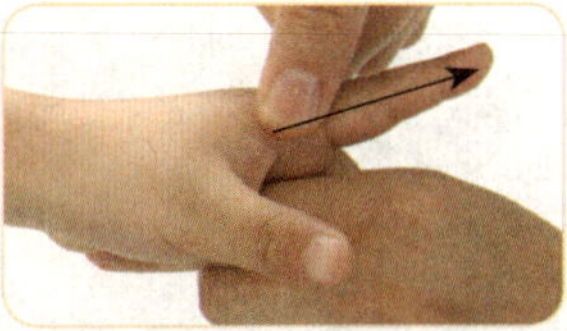

② **清大肠1～3分钟：**用拇指螺纹面从虎口向食指指尖直推。

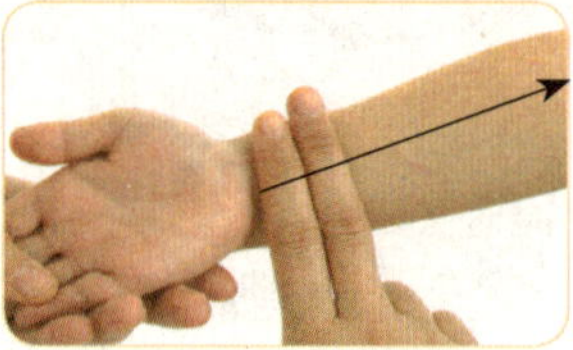

③ **清天河水1～3分钟：**用食指、中指螺纹面从腕向肘直推。

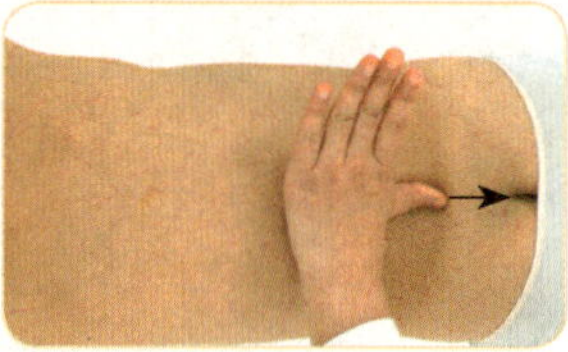

④ **推下七节骨1～3分钟：**用拇指桡侧面自上而下稍用力直推。

脾胃虚寒型呕吐按摩法

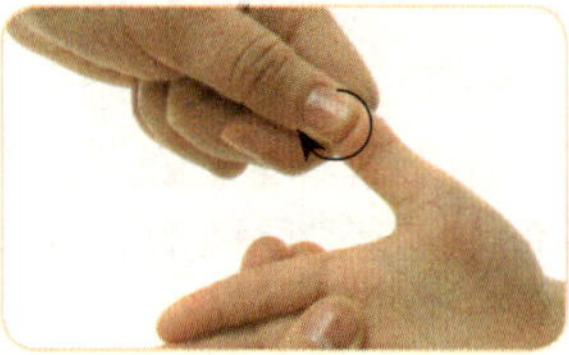

① **补脾经1～3分钟：**用拇指螺纹面旋推。

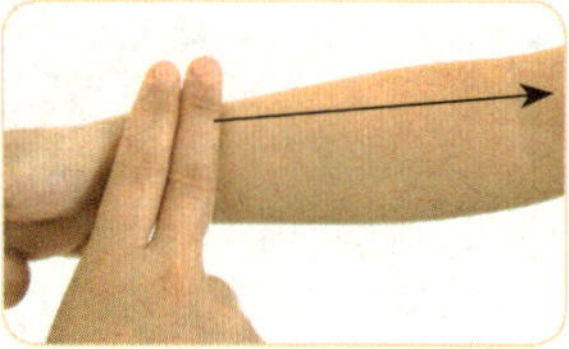

② **推三关1～3分钟：**用食指、中指指面自腕向肘稍用力直推。

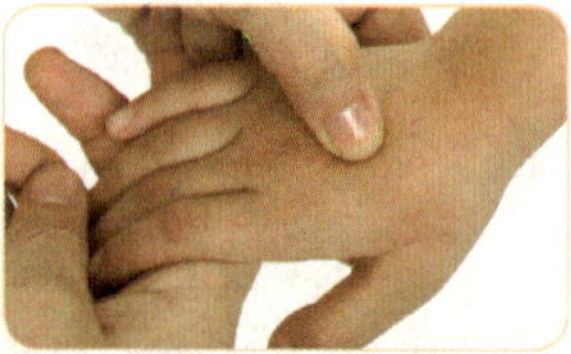

③ **揉外劳宫1～3分钟：**用拇指或中指按揉。

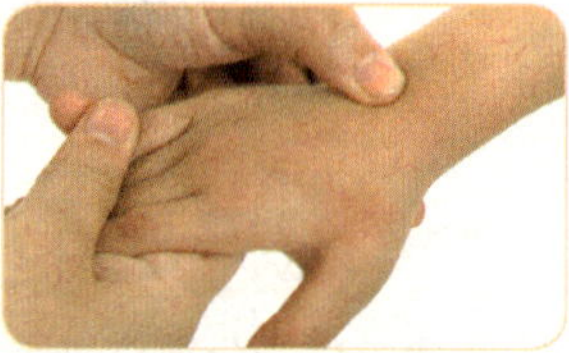

④ **揉一窝风1～3分钟：**以拇指指端按揉。

便秘

经络按摩法

疏通排毒通道

便秘多由不良的饮食习惯与生活习惯，如不爱吃蔬菜、水果，不爱运动等所致。若发现孩子出现便秘的现象，父母应调整孩子的饮食和生活习惯，并给孩子做改善便秘的按摩。

辨证分型	症状表现	调理原则
肠胃积热型	大便干硬，腹胀腹痛，口干口臭，面赤烦热，多汗，小便短赤，舌苔黄厚	调理脾胃，消积导滞
气机郁滞型	大便干结，腹胀腹痛，食量减少，肠鸣，嗳气	疏肝理气，清肝泻火
气血亏虚型	大便难排出，气短乏力，面色苍白，疲倦懒言，口干心烦，潮热盗汗	益气养血，滋阴润燥

中医批注

父母要帮助宝宝增强从小养成良好排便习惯的意识，应该从婴幼儿时期就开始训练宝宝的排便习惯。3个月以上就可以训练宝宝定时排便，每天早上让其排便，即使排不出也要坚持，1个月左右大脑就形成反射，宝宝就会有便意了。

对图找穴

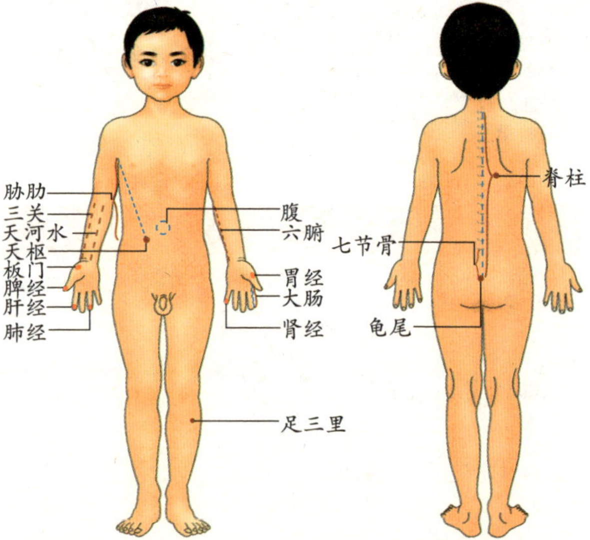

辨证分型	基本取穴	分型取穴
肠胃积热型	大肠、六腑、腹、七节骨、龟尾	脾经、胃经、板门、天河水、天枢
气机郁滞型		肝经、胁肋
气血亏虚型		脾经、板门、肺经、肾经、三关、足三里、脊柱

便秘基本按摩法

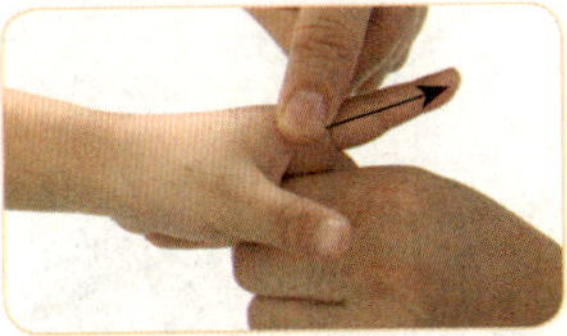

❶ **清大肠1～3分钟：**用拇指螺纹面从虎口处向食指指尖处直推。

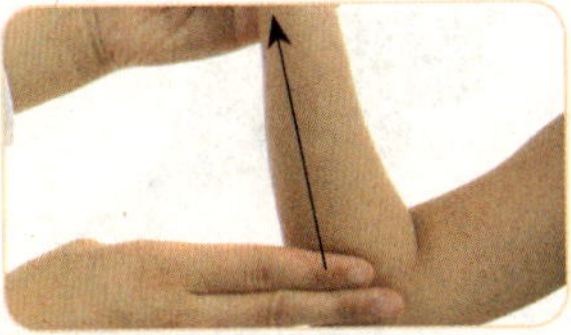

❷ **推六腑1～3分钟：**自肘部推向手腕。

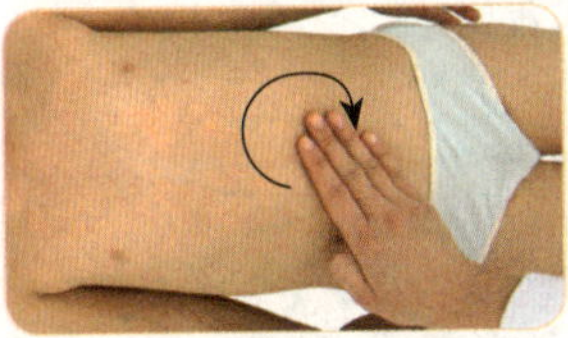

❸ **摩腹3～5分钟：**用掌面或4指的指腹顺时针轻轻摩腹。

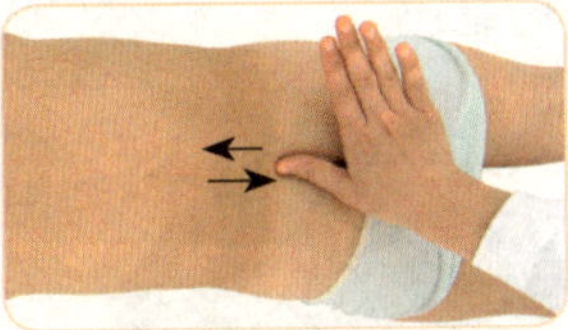

❹ **推七节骨1～3分钟：**用拇指桡侧面直推。便秘类型不同则方向不同。

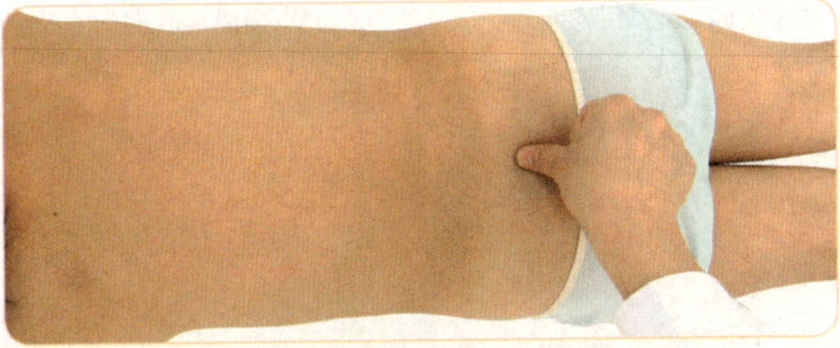

❺ **揉龟尾1～3分钟：**用拇指指端或中指的指端揉动。

肠胃积热型便秘按摩法

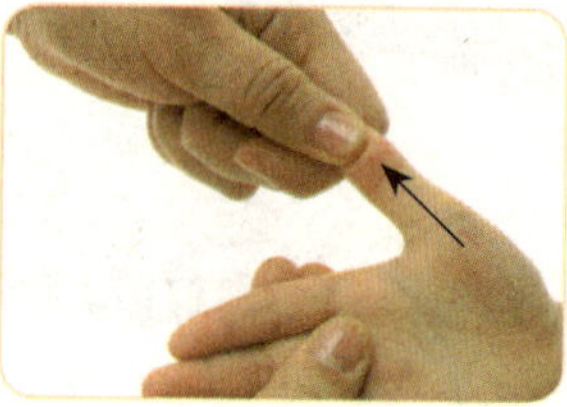

❶ **清脾经1～3分钟：**用拇指指端由指根方向直推向拇指螺纹面。

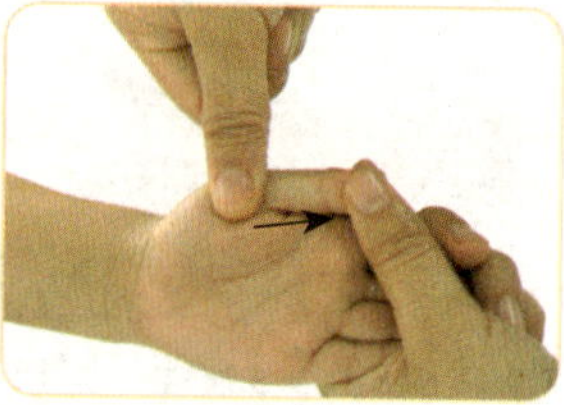

❷ **清胃经1～3分钟：**以拇指的螺纹面向拇指尖方向直推胃经。

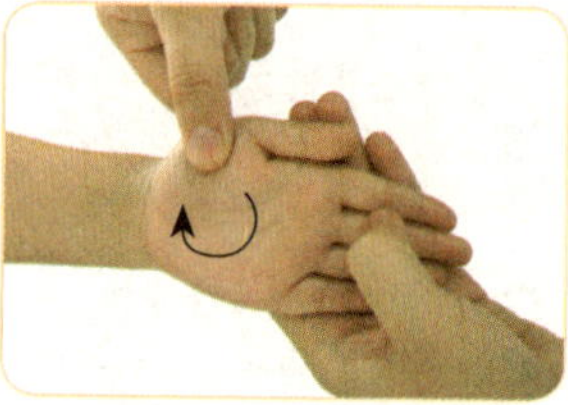

❸ **揉板门1～3分钟：**用拇指螺纹面顺时针按揉。

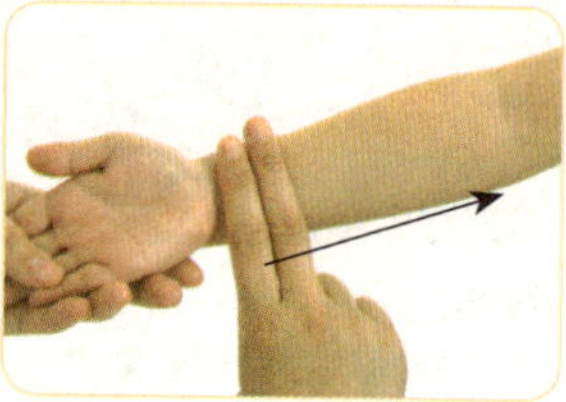

❹ **清天河水1～3分钟：**用食指、中指指面从腕向肘直推。

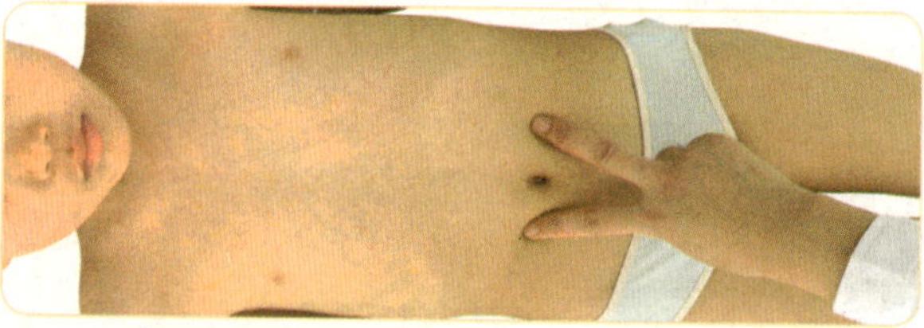

❺ **揉天枢1～3分钟：**用食指、中指的指端同时按揉。

气机郁滞型便秘按摩法

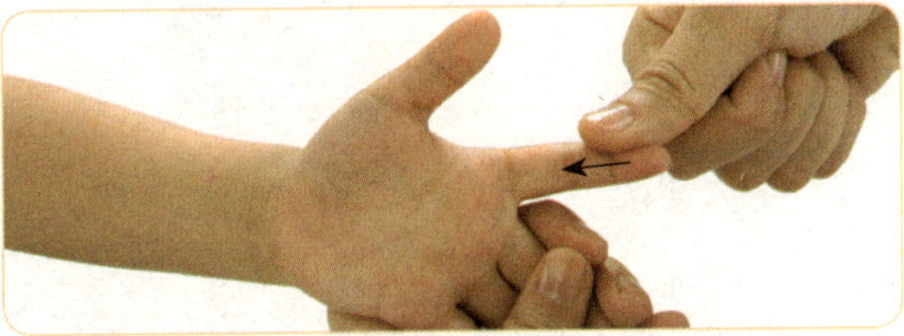

❶ **清肝经1～3分钟：** 用拇指螺纹面向孩子食指指根方向直推。

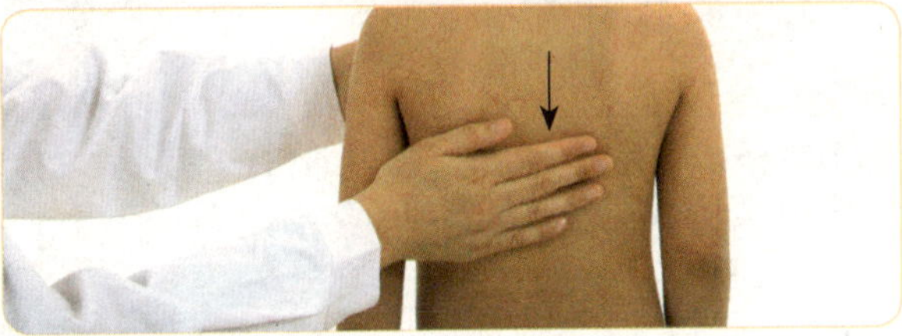

❷ **肃肺10～30遍：** 双手掌一前一后挟持孩子胸背，自上而下地搓揉，速度要轻快。

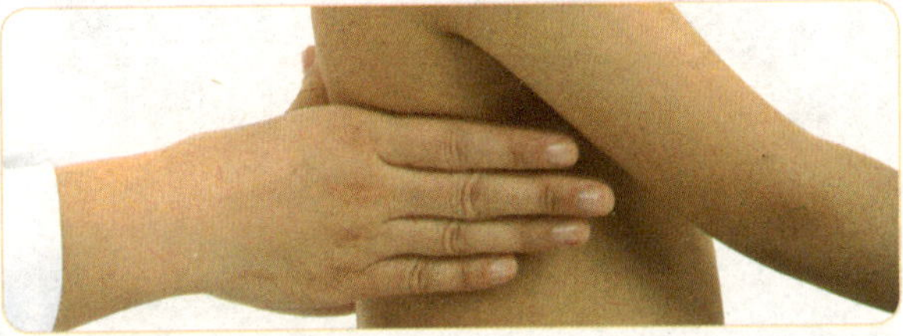

❸ **搓摩两肋10～20遍：** 用两手掌从腋下搓摩至天枢穴水平处。

气血亏虚型便秘按摩法

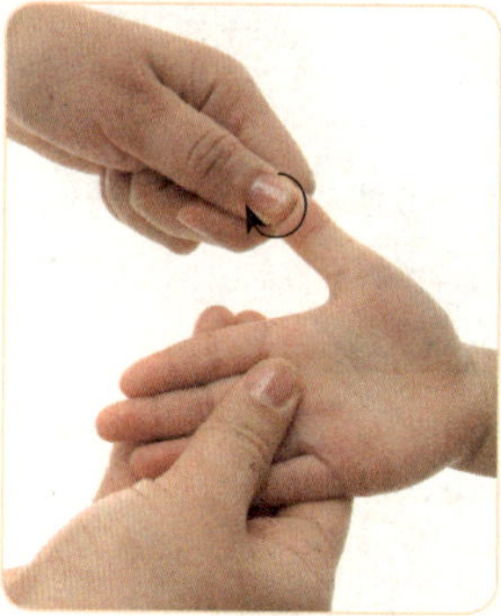

❶ **补脾经1～3分钟：** 用拇指螺纹面旋推。

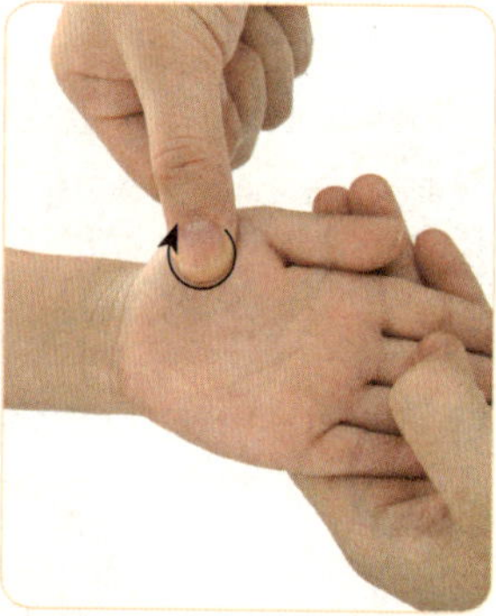

❷ **揉板门1～3分钟：** 用拇指螺纹面顺时针按揉。

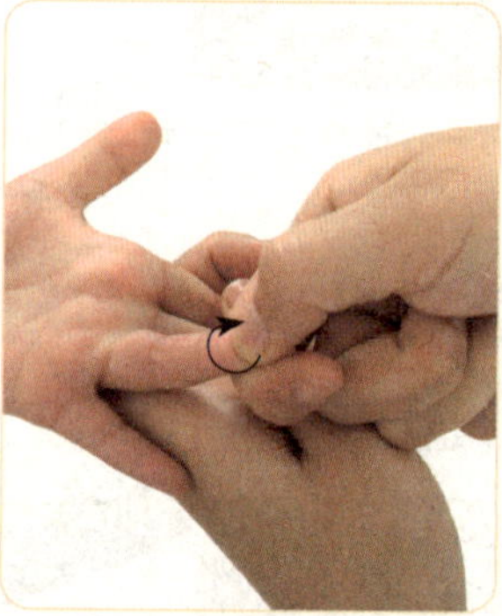

❸ **补肺经1～3分钟：** 用拇指螺纹面旋推。

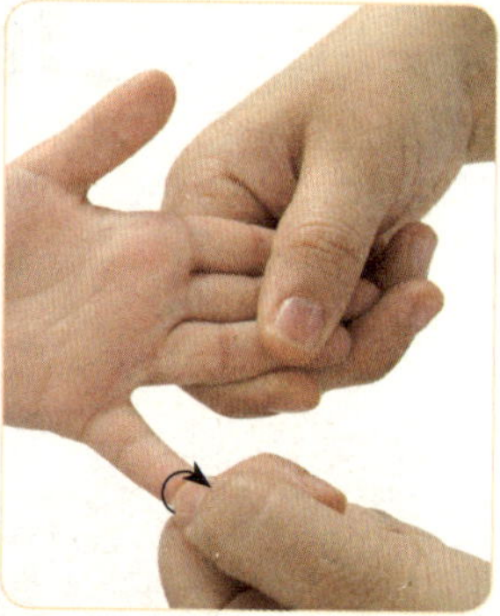

❹ **补肾经1～3分钟：** 用拇指螺纹面旋推。

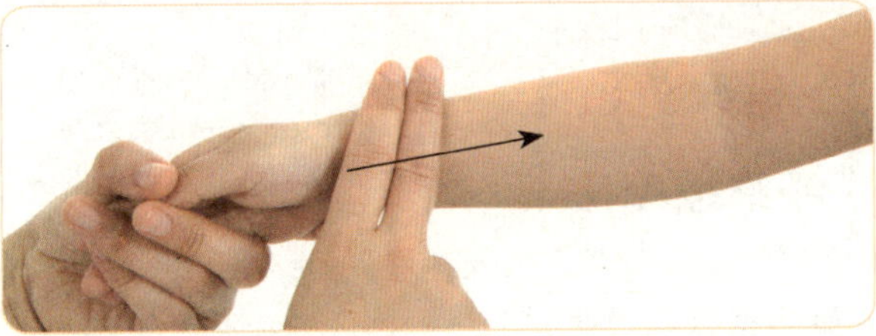

⑤ **推三关1～3分钟：**用拇指桡侧面或食指、中指指面自腕向肘直推。

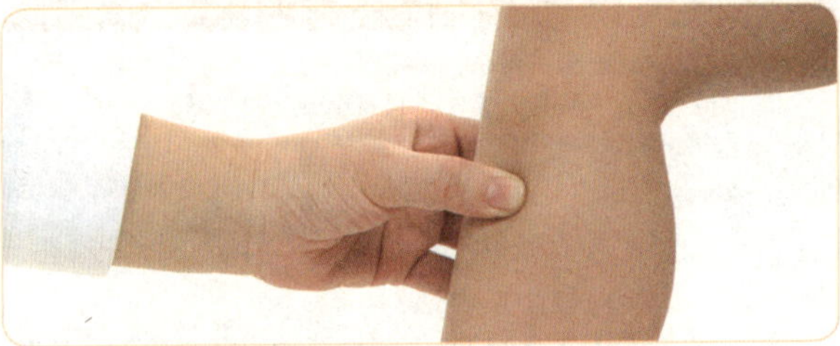

⑥ **按揉足三里2分钟：**用拇指指端或螺纹面按揉。

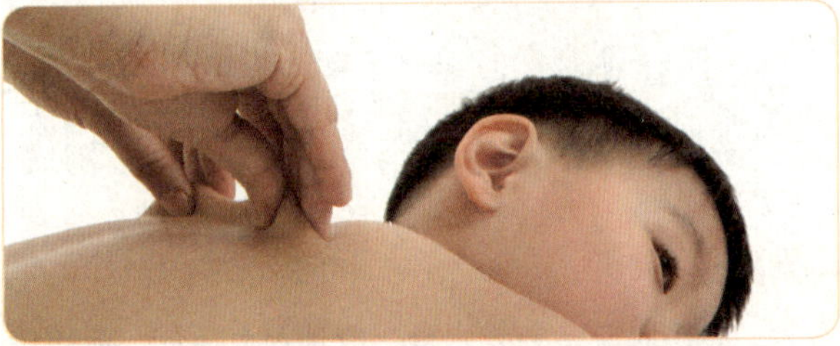

⑦ **捏脊7～20遍：**用拇指与食指、中指相对用力，双手一松一紧交替自尾骨端向第1胸椎处挤捏。

腹泻

经络按摩法

儿童脾胃不足，容易感受外邪，或内伤饮食，从而引起腹泻。治疗腹泻多以运脾化湿为基本法则。父母可以根据孩子的症状进行有针对性的按摩治疗。

辨证分型	症状表现	调理原则
伤食型	腹痛，腹胀，大便稀溏且气味酸臭，嗳气，偶有呕吐	健脾化湿，消食导滞
风寒型	大便清稀且多沫，臭味不甚，肠鸣，腹胀，腹痛，或伴流清涕	温阳散寒，化湿涩肠
湿热型	腹痛，大便水样或蛋花汤样，气味秽臭，泻下急迫，量多且次频，食欲不振，疲倦乏力，身热烦渴	清热泻火，利湿止泻
脾虚型	大便稀溏，色淡不臭，食欲不佳，面色萎黄，神倦乏力	健脾益气，温阳止泻，涩肠固脱

中医批注

腹泻时应多补充水分，应选择流质或半流质饮食，如米粥、牛奶、肉汤等。

对图找穴

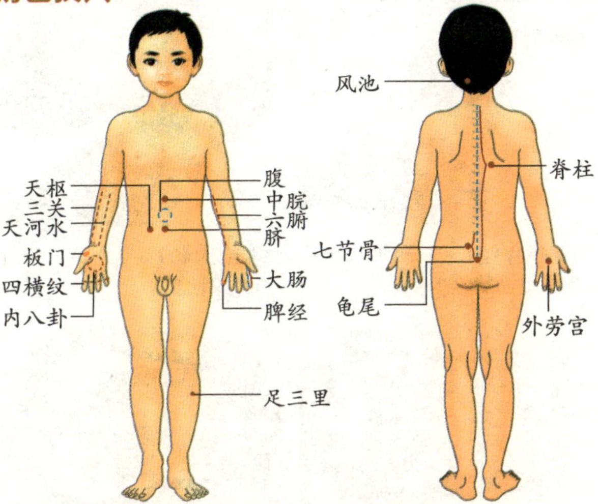

辨证分型	基本取穴	分型取穴
伤食型	脾经、大肠、腹、脐、七节骨、龟尾	板门、内八卦、四横纹、中脘、天枢、天河水
风寒型		外劳宫、风池
湿热型		天河水、六腑
脾虚型		三关、脊柱、足三里

腹泻基本按摩法

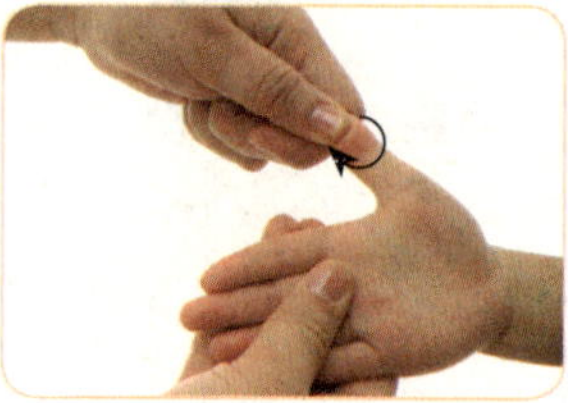

❶ **补脾经1～3分钟：** 用拇指螺纹面旋推。

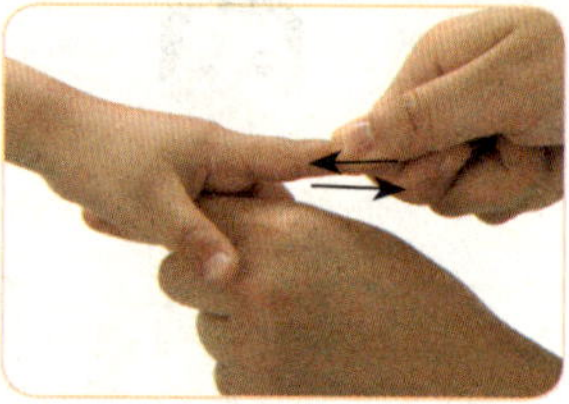

❷ **推大肠1～3分钟：** 用拇指螺纹面直推。

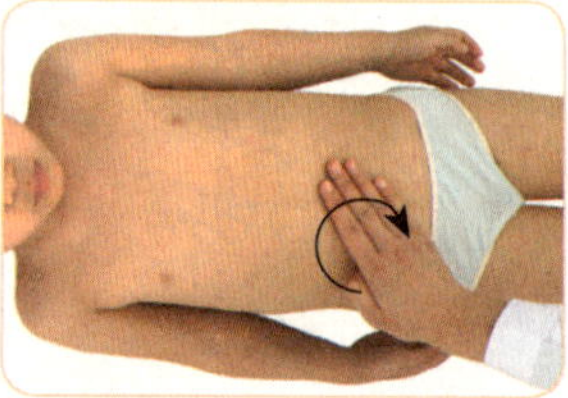

❸ **摩腹3～5分钟：** 用掌面或4指的指腹顺时针轻轻摩腹。

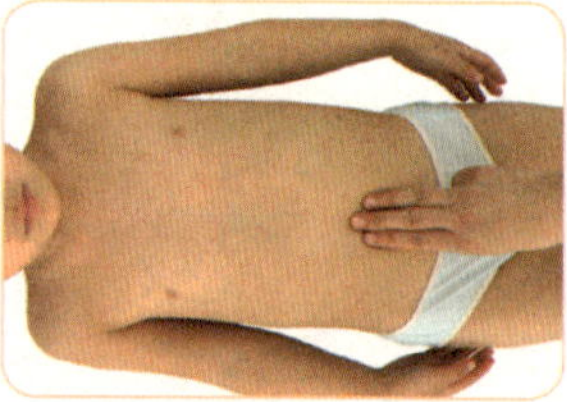

❹ **揉脐1～3分钟：** 用食指、中指、无名指合并轻轻揉动。

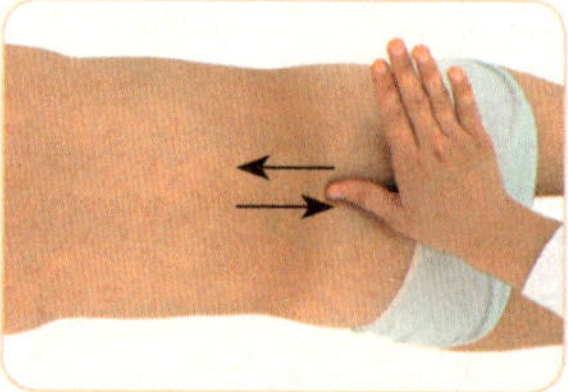

❺ **推七节骨1～3分钟：** 用拇指桡侧面直推。

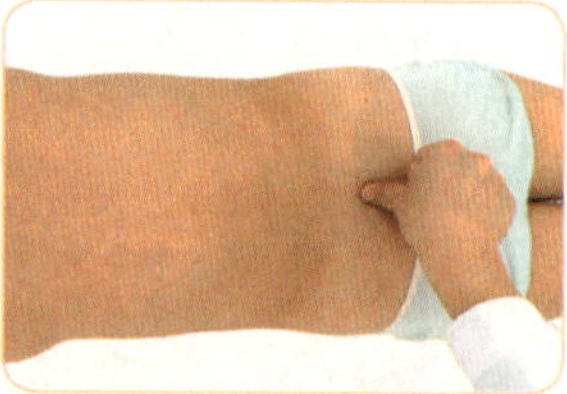

❻ **揉龟尾1～3分钟：** 用拇指指端或中指指端揉动。

伤食型腹泻按摩法

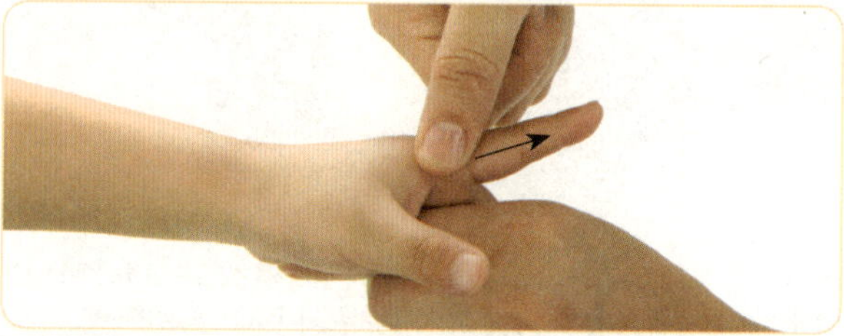

❶ **清大肠1～3分钟：** 用拇指指面从虎口向食指指尖直推。

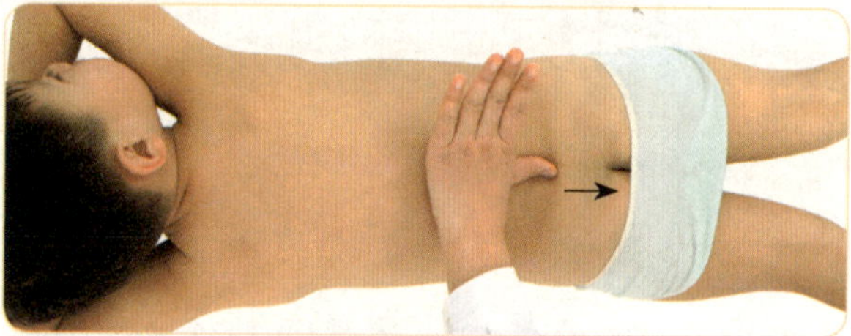

❷ **推下七节骨1～3分钟：** 用拇指桡侧面自上而下直推。

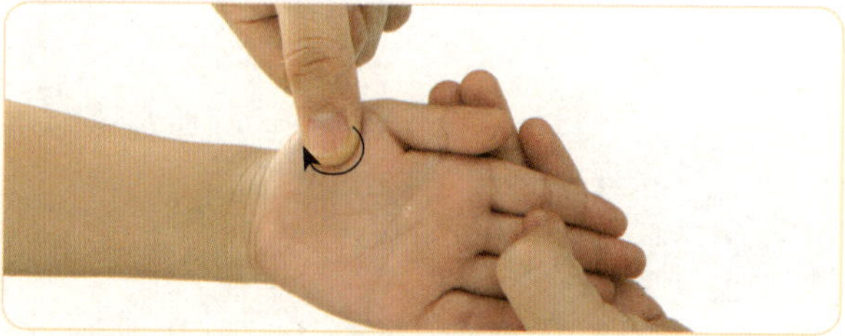

❸ **揉板门1～3分钟：** 用拇指螺纹面顺时针按揉。

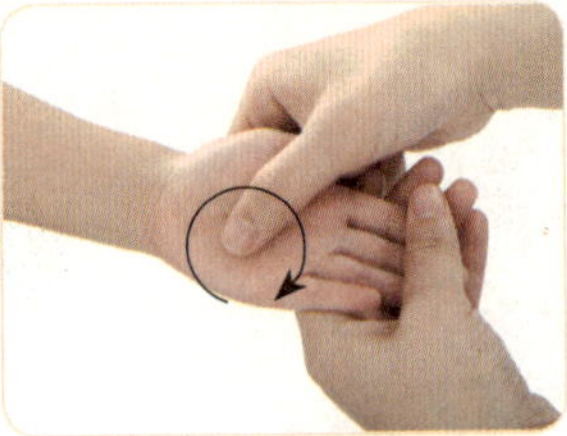

④ **运内八卦1～3分钟：**用拇指的螺纹面自乾卦向兑卦沿顺时针方向旋运。

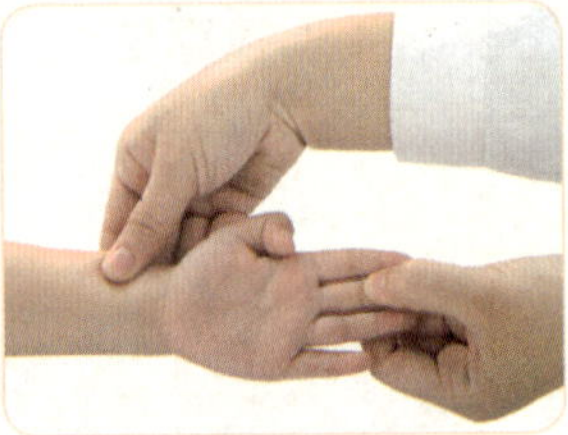

⑤ **掐四横纹1～3分钟：**用拇指指甲依次掐四横纹。

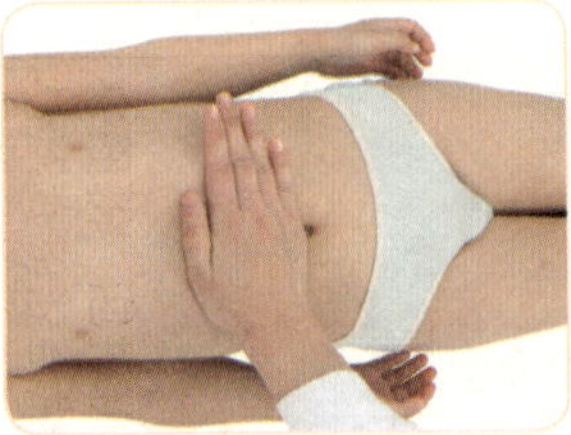

⑥ **揉中脘1～3分钟：**用手掌按揉。

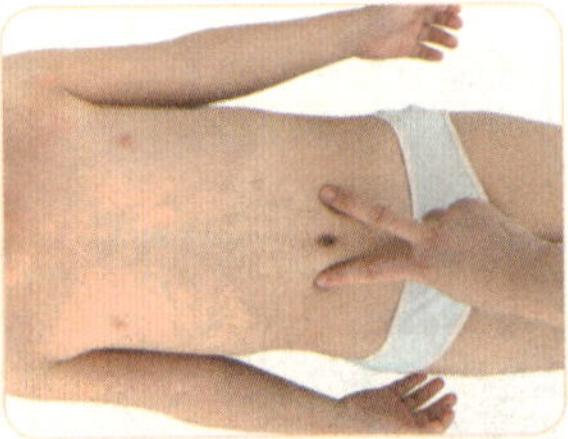

⑦ **揉天枢1~3分钟:** 用食指、中指两指的指端同时按揉。

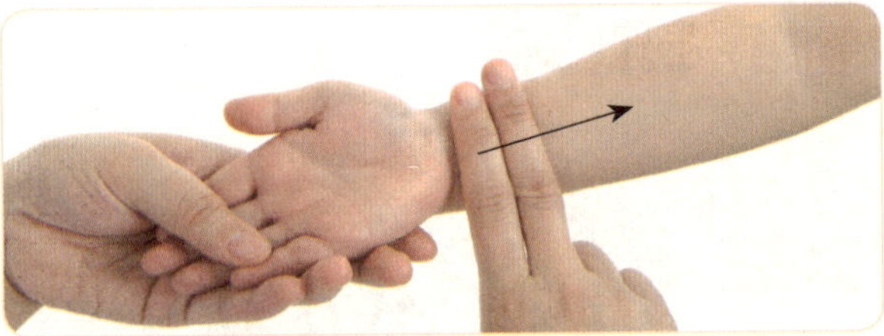

⑧ **清天河水1～3分钟：**用食指、中指指面从腕向肘直推。

风寒型腹泻按摩法

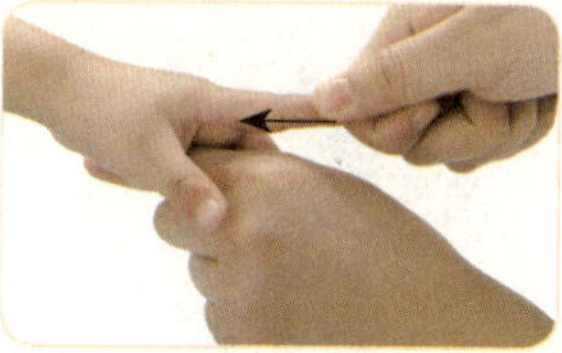

❶ **补大肠1~3分钟：**由指尖推至虎口。

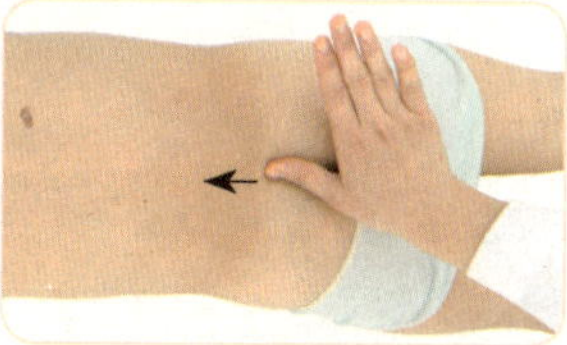

❷ **推上七节骨1~3分钟：**自下而上稍用力直推。

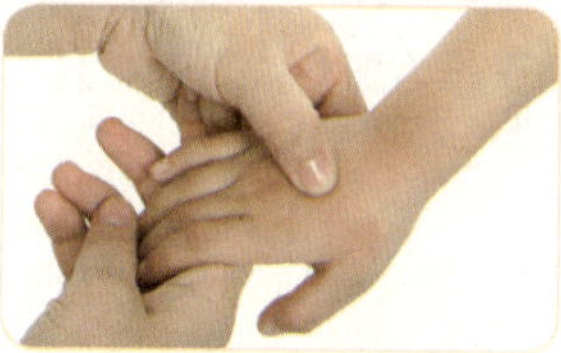

❸ **揉外劳宫1~3分钟：**用拇指按揉。

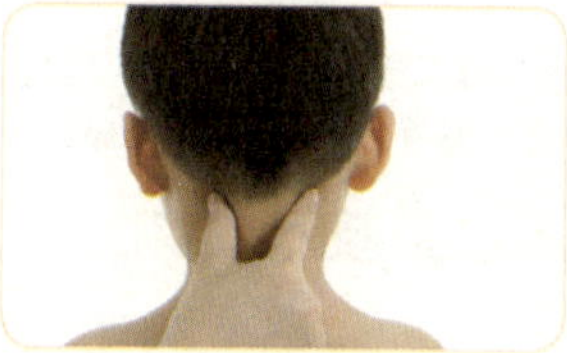

❹ **拿风池1~3分钟：**用拇指与食指相对用力拿捏。

湿热型腹泻按摩法

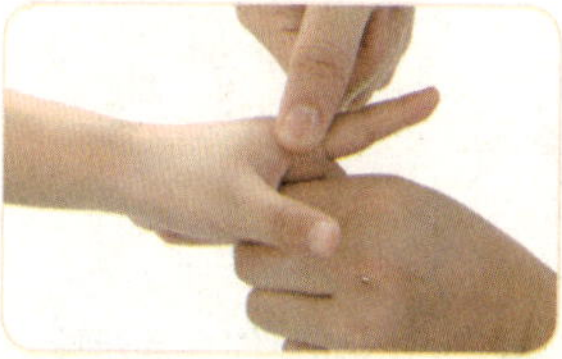

❶ **清大肠1~3分钟：**从虎口推向指尖。

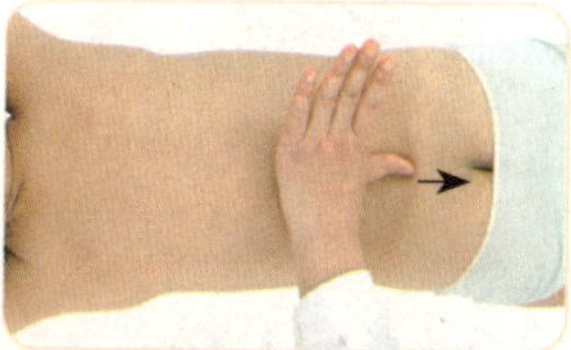

❷ **推下七节骨1~3分钟：**自上而下稍用力直推。

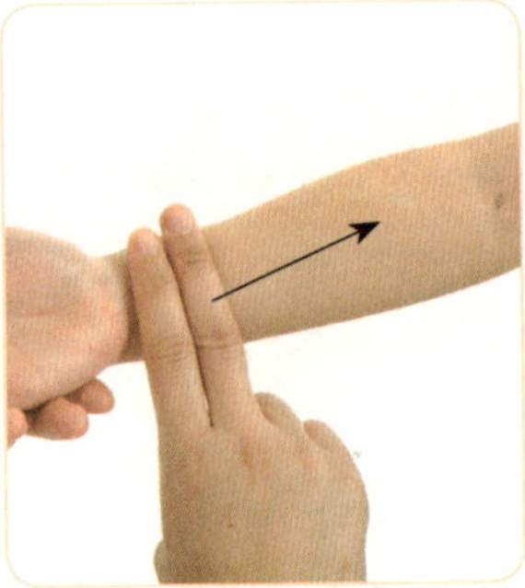

③ **清天河水1～3分钟：**用食指、中指指腹从腕向肘直推。

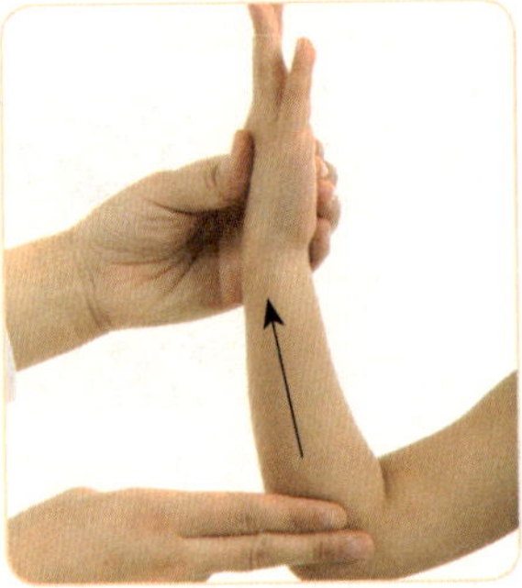

④ **推六腑1～3分钟：**自肘部推向手腕。

脾虚型腹泻按摩法

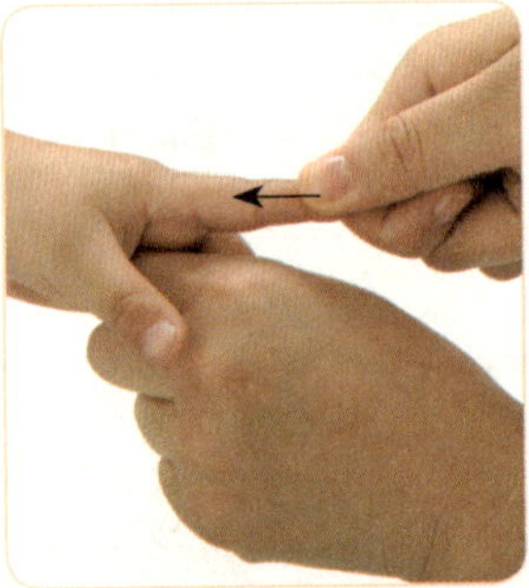

① **补大肠1～3分钟：**由指尖推至虎口。

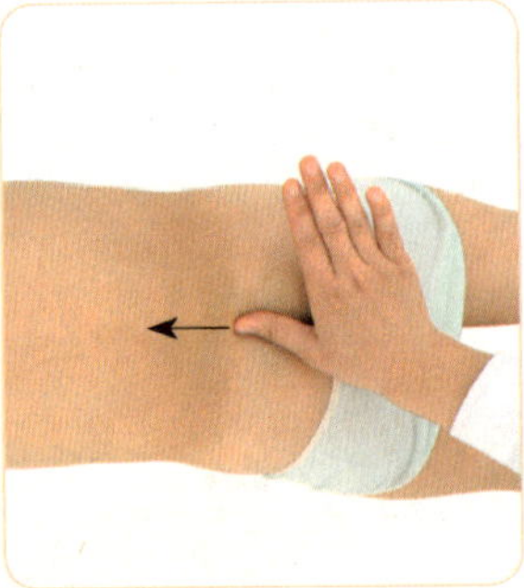

② **推上七节骨1～3分钟：**自下而上稍用力直推。

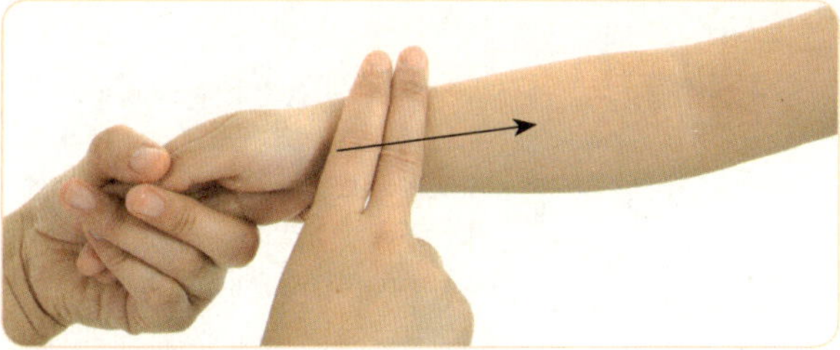

③ **推三关1～3分钟：** 自腕向肘直推。

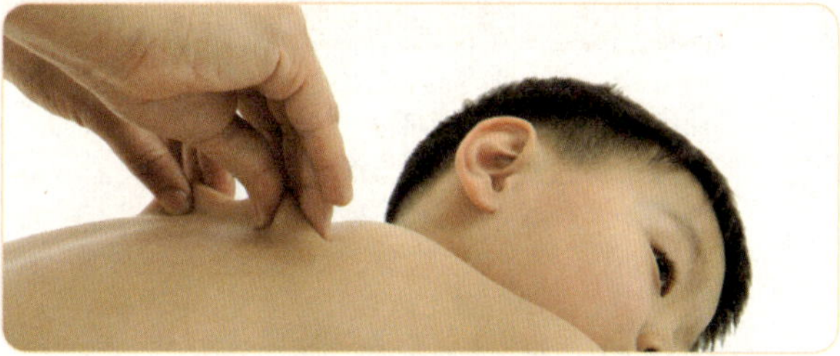

④ **捏脊7～20遍：** 用拇指与食指、中指相对用力，夹持住脊柱两旁的皮肤，双手交替自尾骨端向第一胸椎处挤捏。

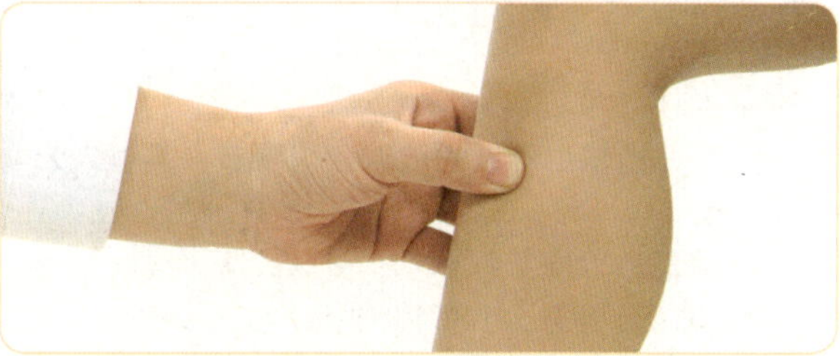

⑤ **按揉足三里2分钟：** 用拇指指端按揉。

遗 尿

经络按摩法

治疗遗尿有妙方

3岁以上的孩子在睡眠中不自觉地排尿，即为小儿遗尿。遗尿若不及时治疗，会影响孩子的身心健康，不利于孩子生长发育，因此要及时采取治疗措施。

辨证分型		症状表现	调理原则
虚证	下元虚冷型	一夜多次遗尿，尿清长，面色苍白，四肢不温，智力较同龄者低	温阳散寒，固摄膀胱
	脾肺气虚型	白天尿频量多，晚上遗尿，易感冒，疲倦乏力，少气懒言，食欲不佳，大便溏稀	补益脾肺，培元固涩
实证	肝经湿热型	睡中遗尿，尿量少而色黄，尿味臊臭，性躁易怒，多梦	清肝利湿，固涩止遗

中医批注

小儿遗尿也可以通过饮食来缓解，推荐大云羊肉粥。

做法：取肉苁蓉10克，煎汤去渣，取汁，加羊肉100克、粳米100克同煮作粥。放入少许盐、葱末、姜末等调味服食。

对图找穴

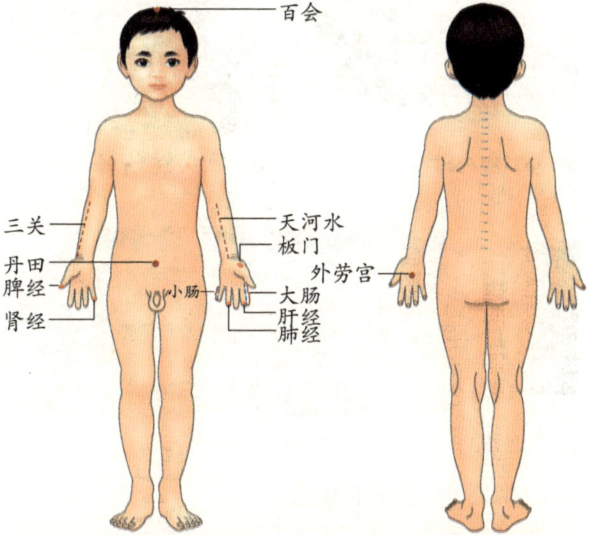

辨证分型	基本取穴	分型取穴
下元虚冷型	肾经、外劳宫、丹田	三关、腰骶
脾肺气虚型		脾经、肺经、板门、百会
肝经湿热型		肝经、天河水、肾经、大肠、小肠

遗尿基本按摩法

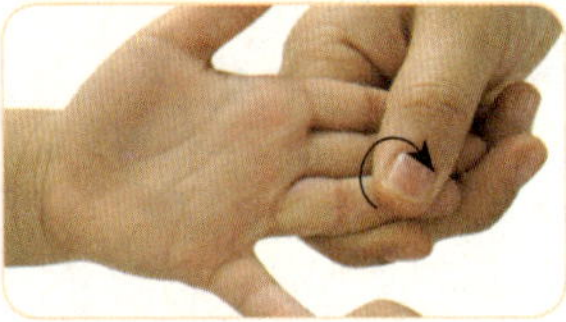

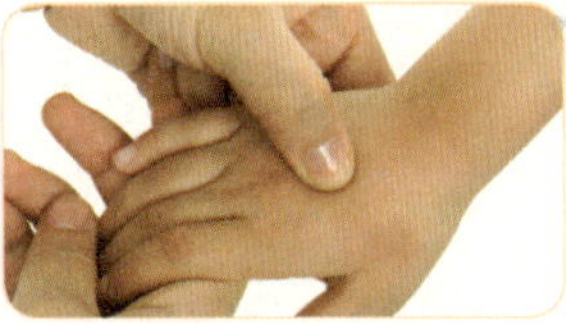

❶ **补肾经5分钟：** 用拇指螺纹面旋推。

❷ **揉外劳宫5分钟：** 用拇指或中指按揉。

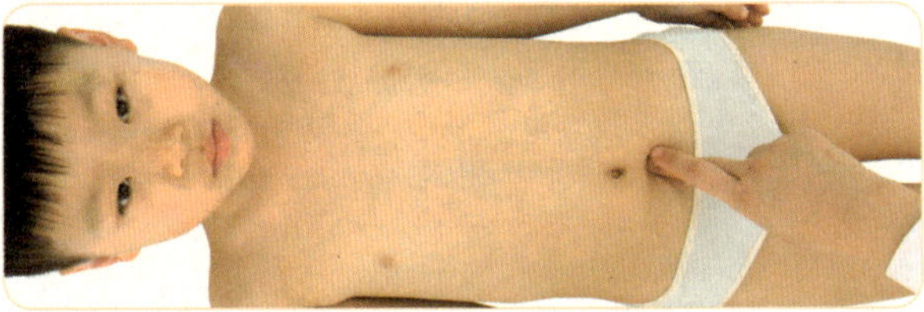

❸ **揉丹田3分钟：** 用拇指或中指指端按揉。

下元虚冷型遗尿按摩法

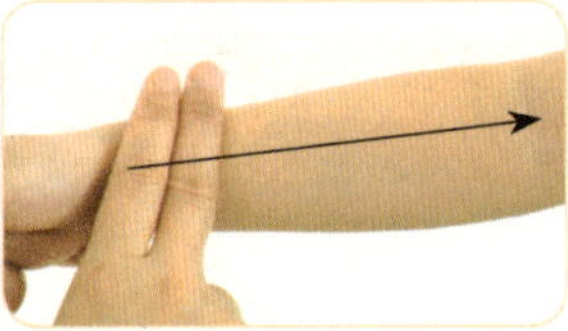

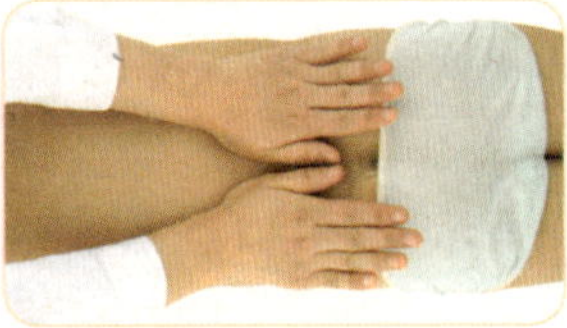

❶ **推三关1～3分钟：** 用拇指桡侧面或食指、中指指面自腕向肘直推。

❷ **擦腰骶部：** 双手掌分别放在孩子腰部两侧，稍用力从腰部往骶部作搓擦动作，以透热为度。

脾肺气虚型遗尿按摩法

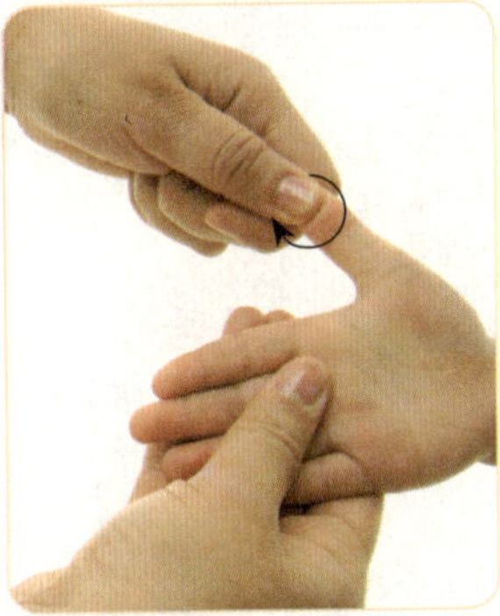

❶ **补脾经1～3分钟：**用拇指螺纹面旋推。

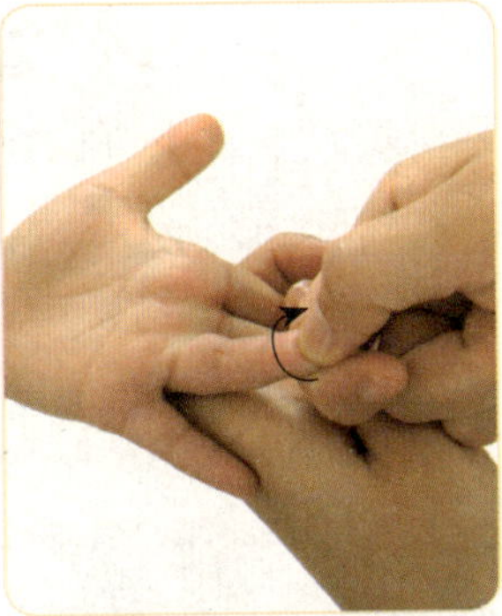

❷ **补肺经1～3分钟：**用拇指螺纹面旋推。

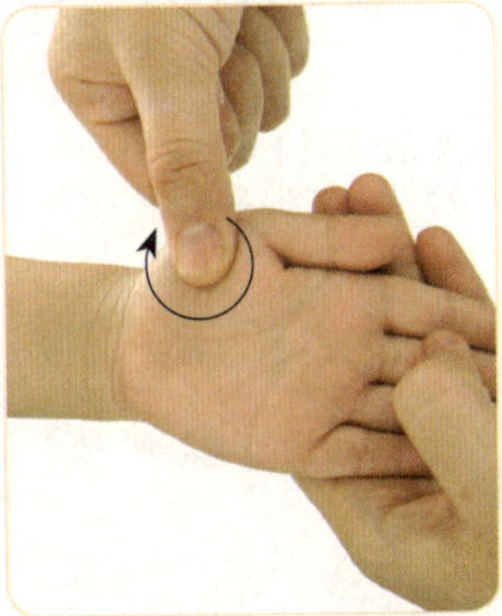

❸ **揉板门1～3分钟：**用拇指螺纹面顺时针按揉。

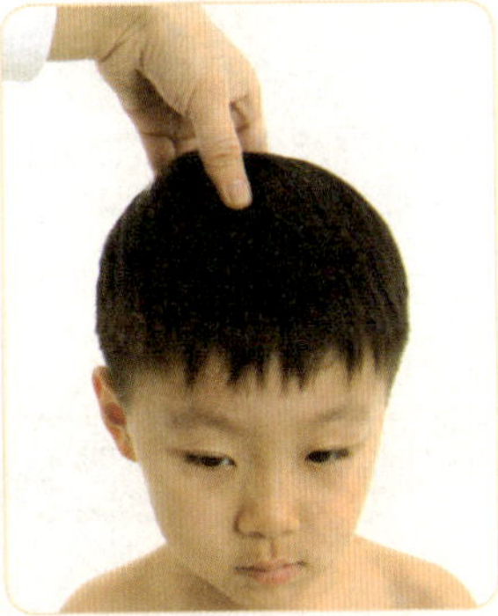

❹ **按揉百会1～3分钟：**用拇指指端按揉。

肝经湿热型遗尿按摩法

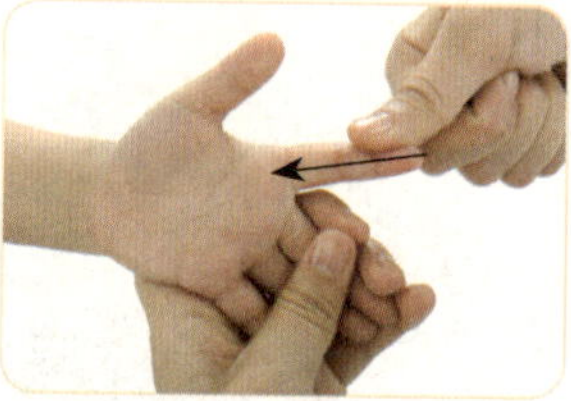

❶ **清肝经3分钟：** 用拇指螺纹面向食指指根方向直推。

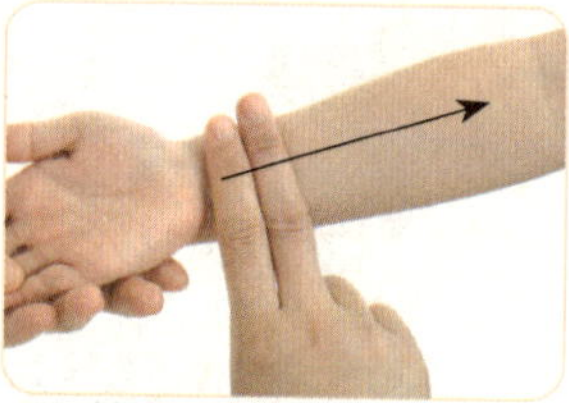

❷ **清天河水3分钟：** 用食指、中指指面从腕向肘直推。

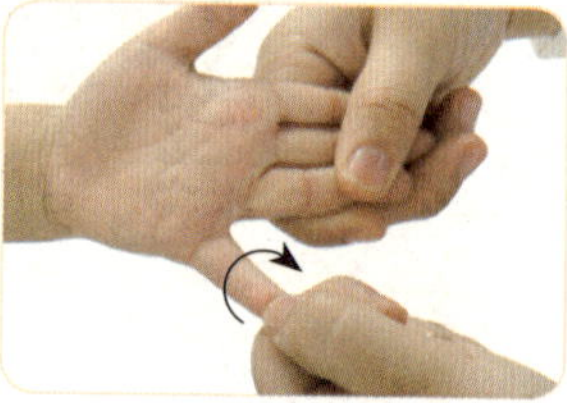

❸ **补肾经5分钟：** 用拇指螺纹面旋推。

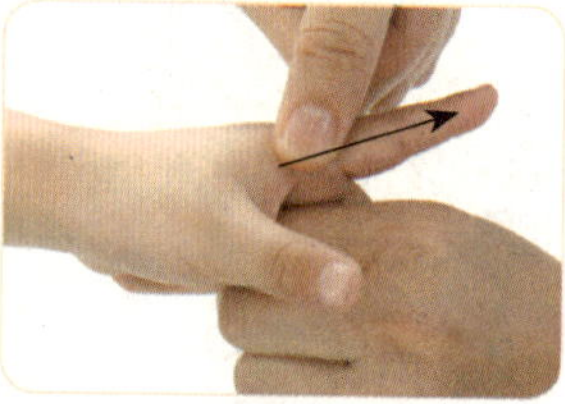

❹ **清大肠3分钟：** 用拇指螺纹面从虎口向食指指尖直推。

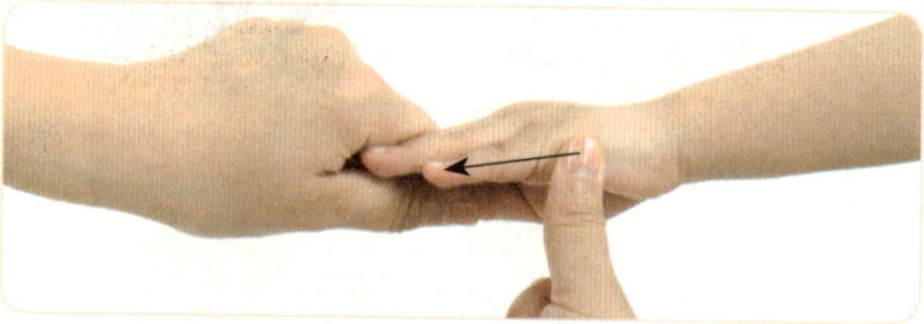

❺ **清小肠3分钟：** 用拇指螺纹面从孩子指根直推向指尖处。

第四章

通过按摩

提高儿童的身体素质

TONGGUO ANMO TIGAO ERTONG DE SHENTISUZHI

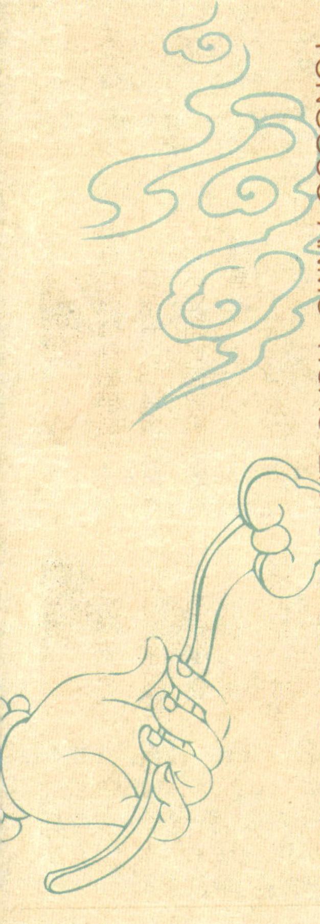

激发抵抗力的捏脊法

捏脊是儿童经络按摩保健常用的方法，父母经常给孩子捏脊不但可以增强脏腑功能，提高机体抵抗力，还可以促进孩子食欲，加速孩子身高增长。

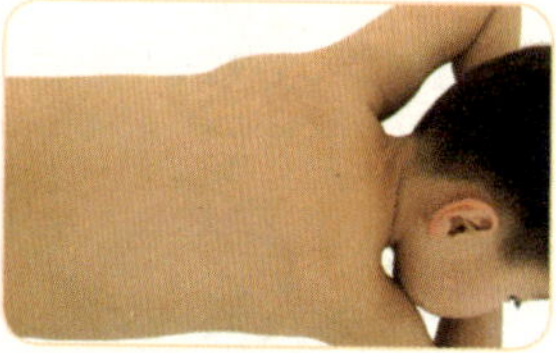

❶ 孩子采取俯卧的姿势，背部保持平直。

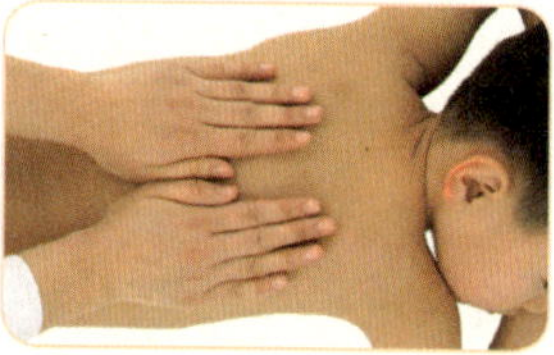

❷ 双手搓热，贴在孩子背部，把背部皮肤搓热。

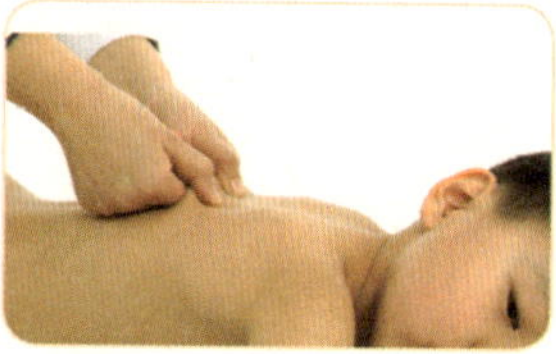

❸ 双手4指半屈，食指中节与拇指捏起脊柱旁边的皮肤。沿脊柱两侧自下而上推捏，双手交替边推捏边放。推捏至与大椎水平的位置为捏1遍。

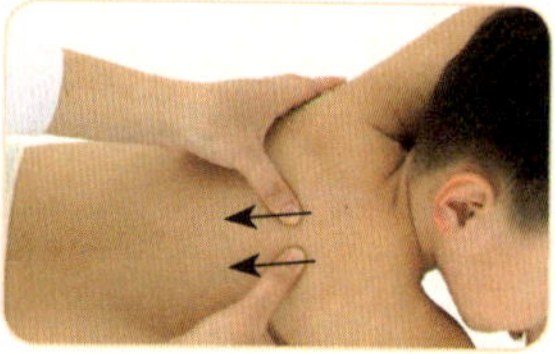

❹ 一般捏3～5遍。在捏最后一遍时，每捏3下将皮肤向上提1次，称捏三提一。最后用双手拇指自上而下揉脊柱两侧3～5遍。

预防近视按摩保健法

现在的孩子接触电脑、电视比较多，近视成了非常普遍的现象。很多父母如果能够坚持在每天早、中、晚进行以下按摩，就可以有效地保护孩子的视力，预防近视。

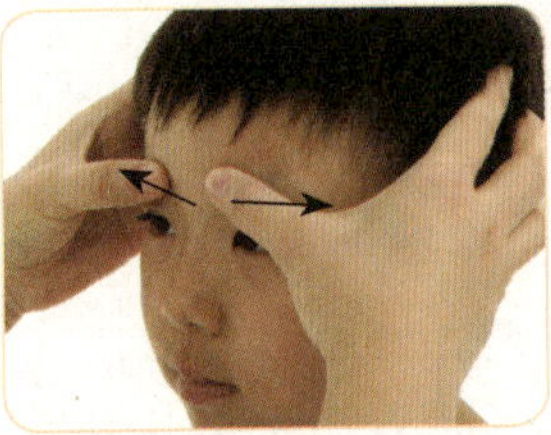

❶ **推坎宫100次：**用两手拇指自眉心向两侧眉梢稍用力分推。

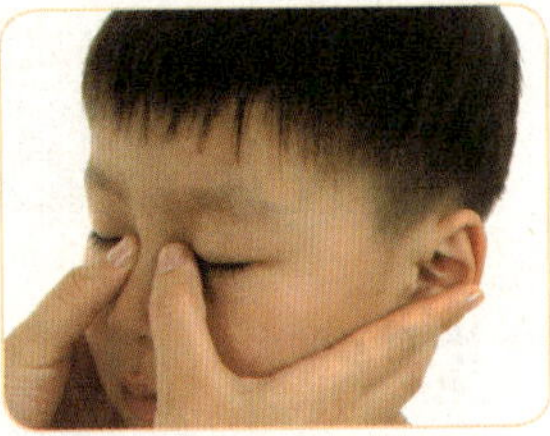

❷ **揉睛明100次：**用拇指螺纹面按内眼角稍上方凹陷处的睛明穴。

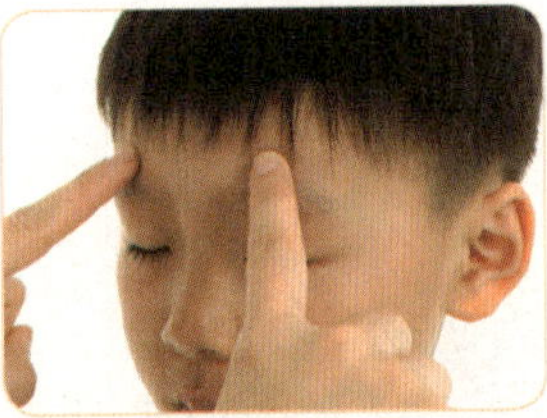

❸ **揉鱼腰1分钟：**用食指按揉瞳孔直上的鱼腰穴。

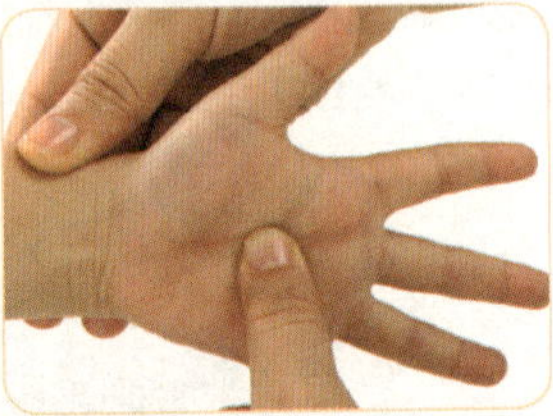

❹ **按压内劳宫100次：**用拇指指端或中指指端按压内劳宫穴。

健脾胃
按摩保健法

好身体离不开好脾胃，吃得好才能长得壮。如果孩子吃饭不香，消化不好，就容易瘦弱，发育也会受到影响。以下经络按摩法有助于调理脾胃，父母可以经常给孩子做。

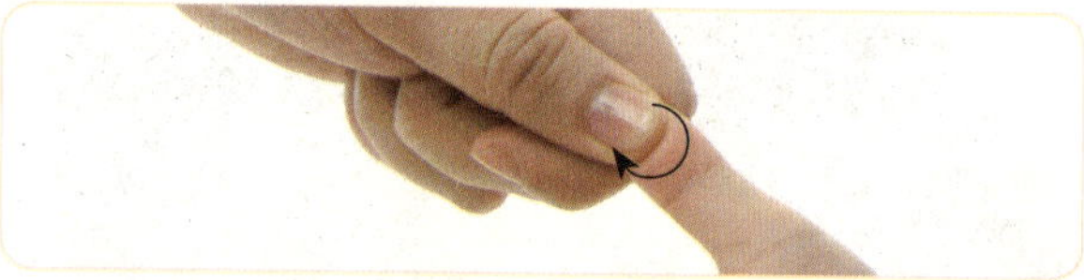

① **补脾经100次：**用拇指螺纹面顺指针旋推。

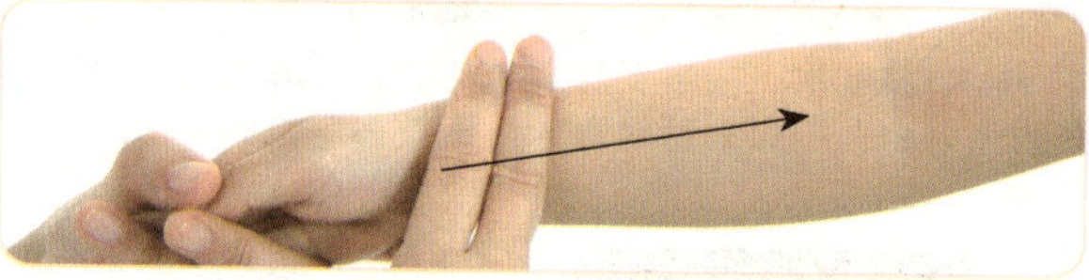

② **推三关100次：**用食指、中指指面自腕向肘直推三关。

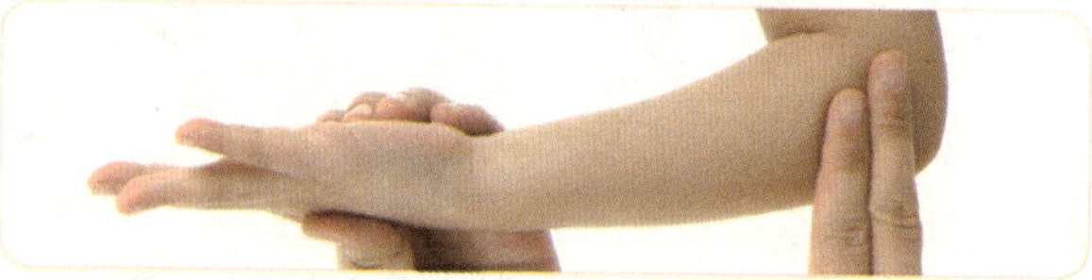

③ **推六腑100次：**用拇指或食指、中指指腹自肘部向手腕推六腑。

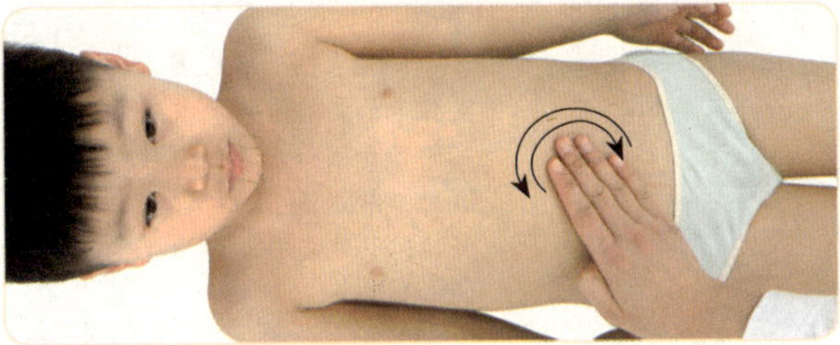

④ **摩腹：**用食指、中指、无名指、小指4指摩腹，顺时针、逆时针各50下。

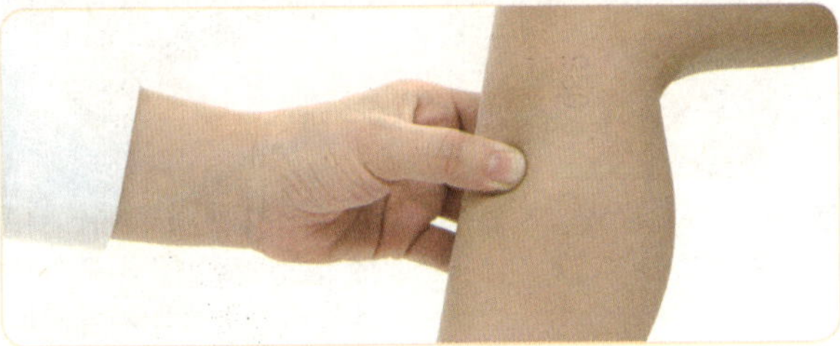

⑤ **揉足三里1分钟：**用拇指指端或螺纹面揉。

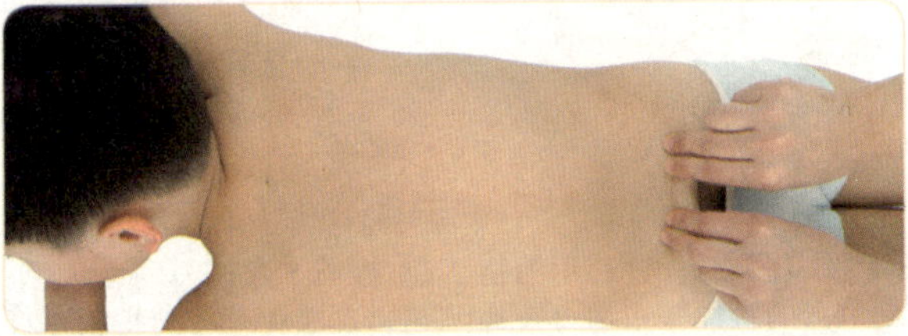

⑥ **捏脊5遍：**用拇指与食指、中指相对用力，双手一松一紧交替自尾骨端向第一胸椎处挤捏。

增高 按摩保健法

研究表明，后天因素也可以激发孩子长高的潜力。首先要保证充足的营养供给，再加上科学的体育锻炼，配以适当的经络按摩，长期坚持，就能充分发挥出遗传所赋予的增长潜力。

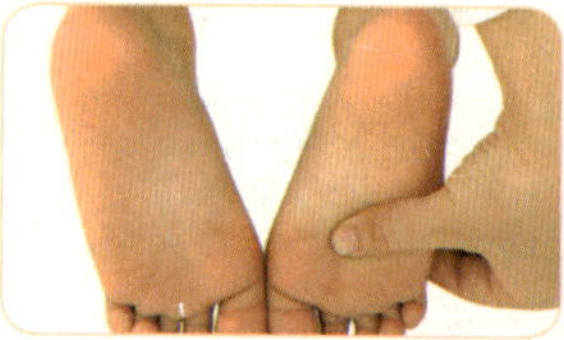

❶ **按揉涌泉100次：** 用拇指螺纹面按揉涌泉穴。

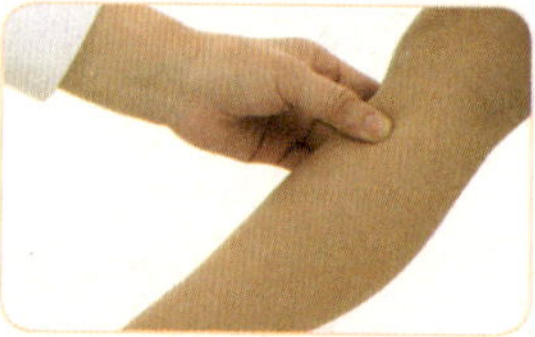

❷ **按阳陵泉50～80次：** 用拇指螺纹面按压小腿外侧腓骨头前下方凹陷处的阳陵泉穴。

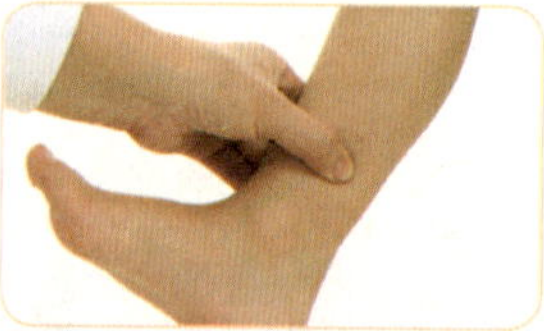

❸ **按三阴交1分钟：** 用拇指或中指的螺纹面稍用力按揉三阴交穴。

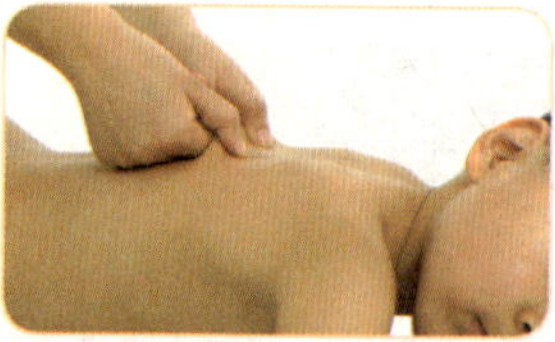

❹ **捏脊5遍：** 双手食指半屈，食指中节与拇指相对着力，一松一紧交替自尾骨端向第1胸椎处挤捏。